Basale Stimulation® in der Pflege

Basale Stimulation® in der Pflege

Andreas Fröhlich

Andreas Fröhlich

Basale Stimulation® in der Pflege

Das Arbeitsbuch

3., überarbeitete und ergänzte Auflage

hogrefe

Prof. em. Dr. Andreas Fröhlich. Begründer und Entwickler der Basalen Stimulation®, Kaiserslautern.
E-Mail: Polyhandycap@aol.com

Bibliografische Information der Deutschen Nationalbibliothek
Die Deutsche Nationalbibliothek verzeichnet diese Publikation in der Deutschen Nationalbibliografie; detaillierte bibliografische Daten sind im Internet über http://www.dnb.de abrufbar.

Anregungen und Zuschriften bitte an:
Hogrefe AG
Lektorat Pflege
z. Hd.: Jürgen Georg
Länggass-Strasse 76
3000 Bern 9
Schweiz
Tel: +41 31 300 45 00
E-Mail: verlag@hogrefe.ch
Internet: www.hogrefe.ch

Lektorat: Jürgen Georg, Ronny Scherwing
Herstellung: René Tschirren
Umschlagabbildung: Martin Glauser
Umschlaggestaltung: Claude Borer, Riehen
Satz: punktgenau GmbH, Bühl
Druck und buchbinderische Verarbeitung: Finidr s.r.o. Český Těšín
Printed in Czech Republic

3. überarb. u. erg. Auflage 2016

(E-Book-ISBN_PDF 978-3-456-95703-6)
ISBN 978-3-456-85703-9

Inhaltsverzeichnis

Danksagung

Ganz besonders danke ich meiner Mitarbeiterin Dipl.-Psych. Heike Ulbrich für ihre konstruktiv kritische, fragende und anregende Durchsicht meiner Texte und für ihre Verbesserungsvorschläge bei der ersten Fassung dieses Buches.

Einige Kolleginnen und Kollegen haben mir eigene Texte zur Verfügung gestellt, die in diesem Buch einen wichtigen Platz gefunden haben. Sie helfen, den unmittelbaren Bezug zur Pflegepraxis herzustellen, sie sichern die Anschaulichkeit.

Dank gilt aber auch denen, die das Buch in seiner ersten und zweiten Auflage gelesen haben, die dafür sorgen, dass jetzt eine dritte, überarbeitete Auflage vorgelegt werden kann.

Allen Leserinnen und Lesern wünsche ich eine gewinnbringende, bereichernde Arbeit in und mit diesem Buch.

Vor allem aber wünsche ich betroffenen Menschen, Patientinnen und Patienten sorgsame Hilfestellung und Begleitung auf ihrem schwierigen Weg.

Prof. em. Dr. n. c. Andreas Fröhlich,
Kaiserslautern im Mai 2016

Vorwort zur dritten Auflage

Liebe Leserin, lieber Leser,

das Konzept der Basalen Stimulation in der Pflege hat sich in den vergangenen Jahren weit verbreitet und taucht in vielen Ausbildungscurricula in den deutschsprachigen Ländern auf. International wurde eine große Zahl von Kolleginnen und Kollegen in dem Konzept ausgebildet und erlernte Grundfähigkeiten der Umsetzung in den pflegerischen Alltag.

Mit dem Arbeitsbuch möchte ich Ihnen eine Möglichkeit geben, sich systematisch tiefer in das Konzept und seine Handhabung einzuarbeiten. Dieses Buch ist als mögliches Schulbuch konzipiert, aber es kann auch für die Arbeit in Weiterbildungsgruppen oder für die persönliche Vertiefung verwendet werden.

Christel Bienstein, Professorin für Pflegewissenschaften an der Universität Witten-Herdecke und ich, Andreas Fröhlich, Professor für Sonderpädagogik, haben vor vielen Jahren begonnen, unser pflegerisches und pädagogisches Wissen zu bündeln. Unser Ziel dabei: Eine bessere Ausgangslage für die Pflege schwerst beeinträchtigter Menschen zu schaffen.

Unser Konzept der Basalen Stimulation hat sich inzwischen in vielen pflegerischen Bereichen bewährt. Eine große Anzahl von Fachartikeln in den unterschiedlichsten Pflegezeitschriften ist erschienen; es gibt eine Reihe von Büchern und Videos zum Thema, die den Pflegenden helfen, sich das Konzept für ihre praktische Arbeit anzueignen (Vergl. Verlagshinweis am Ende des Buches).

In unserem Buch „*Basale Stimulation in der Pflege – Die Grundlagen*" haben Christel Bienstein und ich die wichtigsten Gedanken und praktischen Umsetzungen des Konzepts dargestellt. Das Buch ist bebildert, enthält viele Grafiken und jede Menge Anregungen. Sie sollen helfen, die Situation von schwerst beeinträchtigten Patienten – so weit dies eben möglich ist – nachzuempfinden. Das Buch bildet die Grundlage für das Arbeitsbuch, das nun vor Ihnen liegt. Deshalb wird an manchen Stellen auch auf das Buch verwiesen: Dort können Sie ergänzend und vertiefend nachlesen!

Das vorliegende Arbeitsbuch ist kein Buch ausschließlich für Schülerinnen und Schüler, genauso wie es sich nicht eindeutig an Lehrerinnen und Lehrer richtet. Aus der Perspektive der Basalen Stimulation stellt Ausbildung immer eine gemeinsame Aktivität von Lernenden und Lehrenden dar. Somit sollte auch die Arbeit mit dem Arbeitsbuch gemeinsam erfolgen. Zusammen soll überlegt werden, welche Arbeitsaufgaben von Schülerinnen und Schülern selbstständig, welche in Gruppenarbeiten und welche stärker unter Einbezug der Lehrenden erarbeitet werden können. Am wenigsten eignet sich das Arbeitsbuch für eine ausschließlich stille Einzelarbeit, denn das Gespräch, die Auseinandersetzung und vor allem der Vergleich unterschiedlicher Erlebens- und Sichtweisen sind unabdingbar. Es ist ein wesentliches Anliegen des Arbeitsbuchs, den Lernenden und den Lehrenden deutlich werden zu lassen, wie sehr sich das individuelle Erleben der Pflegenden auf den Umgang mit den Patienten auswirkt und ihre Situation bestimmt. Die persönliche Sichtweise prägt die Sicht auf die Welt – das gilt im unmittelbaren Pflegeprozess ebenso wie in übergeordneten Fachdiskussionen.

Ich wünsche den Lernenden wie den Lehrenden, dass dieses Buch Ihnen hilft, die Situation sehr schwer beeinträchtigter Menschen besser zu verstehen und vor allem menschlich angemessen und professionell reagieren zu können.

Andreas Fröhlich

Aktuelle Lebenslagen und langfristige Lebensthemen

Patienten und andere Menschen, die schleichend oder plötzlich in eine Lebenslage kommen, in der sie von anderen abhängig sind, in denen Schmerz, Unwohlsein, Angst und mehr auf sie einstürmen, empfinden dies meist als eine existenzielle Bedrohung. Diese neuen, bedrohlichen Erfahrungen „färben" den Blick auf alles ein, sie verändern die persönliche Wirklichkeit. Im Konzept Basale Stimulation spielt diese persönliche Wirklichkeit, die nicht gleichbedeutend mit einer objektiven Realität sein muss, eine wichtige Rolle. Für den einzelnen Menschen ist diese Wirklichkeit wirklich wirksam, sie beeinflusst nicht nur sein Erleben, sondern ebenso sein Denken und Handeln.

Einen Begriff für diese persönliche Erlebnisweise zu finden, ist nicht einfach. In den ersten Auflagen dieses Buches verwendete ich Pflegephänomene – aber das trifft es nicht. Handelt es sich doch um subjektive, also in der Person der kranken oder betreuten Menschen wirksame Kräfte, die sich weitgehend unabhängig von der äußeren Wirklichkeit als bestimmend erweisen. Man kann sie nicht „wegdiskutieren", man kann sie von außen nicht einfach ignorieren und schon gar nicht „weg machen". Es gilt, sie in die Pflegeüberlegungen mit einzubeziehen. Wie also soll man das nennen? *Gefühle* sind es auch – aber nicht ausschließlich, mit *Emotion* ist es genauso. *Psychische Motive* trifft es nur bedingt.

Bleiben wir in diesem Buch für unsere Arbeitszwecke also bei *Erlebnisweisen.* „Sie/er erlebt diese Situation ebenso" – das versteht man ohne komplexe Begrifflichkeit.

Menschen die professionell oder als Angehörige und Freunde mit Patienten arbeiten, können nicht ohne weiteres dieses Erleben nachvollziehen. Die Innenwelt erschließt sich nicht so leicht, das ganz persönliche Erleben kann oft nicht sprachlich erklärt werden. So kommt es nicht selten zu sehr unterschiedlichen Sichtweisen und Interpretationen, Missverständnisse sind die Konsequenz.

Aus unserer Sicht sind einige Veränderungen des Erlebens in der aktuellen Lebenslage fast typisch zu nennen, scheinbar negative Kräfte, die aber gar nicht negativ sein müssen. Zwar stellt sich die Welt für den Betroffenen erst einmal in eher düsteren Farben dar, doch kann eine „Pflege mit Resonanz" durchaus wieder Licht in die Situation bringen.

- **der Autonomieverlust** – „Andere bestimmen über mich."
- **die physischen Eingriffe** – „Mein Körper wird von anderen angegriffen."
- **der Kommunikationsverlust** – „Ich kann mich nicht ausdrücken, ich verstehe die anderen nicht."
- **die Sorge** – „Ich sorge mich um meine Angehörigen, meinen Beruf, um Geld, usw."
- **die Angst** – „Ich habe Angst vor Schmerzen, Diagnosen, Eingriffen, der Zukunft."
- **die Schuld** – „Bin ich an der Krankheit, an dem Unfall selbst schuld, habe ich andere in etwas hineingezogen?"

- **das Elend** – „Ich bin erschöpft, müde und habe keine Hoffnung mehr. Was hat das Ganze für einen Sinn für mich?"
- **die Scham** – „Ich bin hilflos und abhängig von der Pflege und Zuwendung anderer und schäme mich dafür, nicht selbst für mich sorgen zu können."
- **die Desorientierung** – „Was ist mit mir los, wo bin ich, was macht man mit mir?".

Demgegenüber stehen auch direkt **positive Kräfte**, die den Betroffenen helfen können, in der neuen Lebenslage besser zurecht zu kommen:

- **das Vertrauen** (in die Hilfe der Pflegenden),
- **die Zusammenarbeit** (mit Ärzten und Pflegenden),
- **der Humor** (gelassener Umgang mit Schwächen),
- **das Selbstbewusstsein** (Überzeugung von der eigenen Kraft),
- **die Erfahrung** (mit ähnlichen Situationen),
- **die Hoffnung** (auf einen guten Ausgang),
- **der Glaube** (als spirituelle Stärke),
- **die Liebe** (als starke Kraft zu anderen Menschen).

Diese Erlebnisweisen zu kennen ist wichtig, um Pflegesituationen hinsichtlich ihrer Bedeutsamkeit für die betroffenen Patientinnen und Patienten zu analysieren. Die einzelnen Pflegesituationen werden von den Patientinnen und Patienten natürlich individuell und unterschiedlich erlebt. Daher lassen sich solche Aussagen nicht pauschalisieren und verallgemeinern. Dennoch ist es möglich, eine Grobzuordnung vorzunehmen, da es sich um allgemein menschliche Erlebnisse handelt.

In einer Weiterentwicklung haben wir versucht, Ihnen eine Hilfe an die Hand zu geben, Pflegesituationen patientenorientiert einzuschätzen. Dabei kann es sich um die im Buch beschriebenen Situationen, aber auch andere, von Ihnen erlebte, Pflegesituationen handeln.

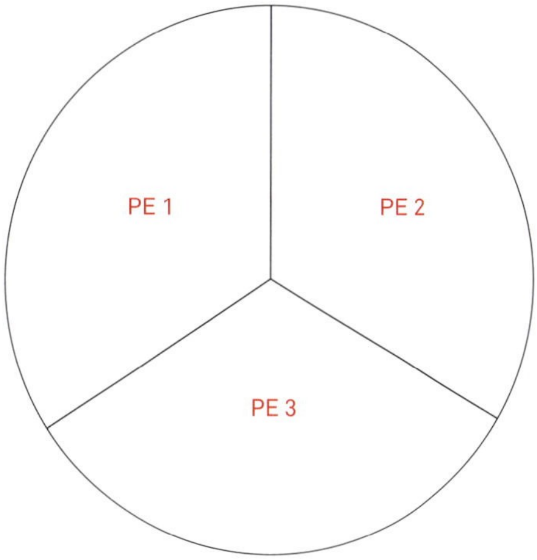

Mit Hilfe der unterteilten Kreisgrafiken auf Seite 12 können Sie einzelne Pflegesituationen überprüfen und daraus Ziele für die pflegerische Arbeit, die über reine Pflegetechniken hinausgehen, ableiten. Dazu tragen Sie bitte die persönliche Erlebnisweise (PE), die Ihnen bei einem Betroffenen in einer bestimmten Situation bedeutsam erscheinen, in die Grafik ein.

Im Rahmen des Konzepts der Basalen Stimulation haben Christel Bienstein und ich **Zentrale Lebensthemen** für die Pflege entwickelt, die hier ihren Platz haben. Zentrale Lebensthemen stellen die Person des beeinträchtigten, des kranken Menschen ganz betont in den Mittelpunkt. Dabei kommt es insbesondere darauf an, dass Patientinnen und Patienten nicht als Objekt der Pflege gesehen werden, sondern als eigenaktive Subjekte, die derzeitig der Pflege bedürfen (vgl. Kap. 5, Basale Stimulation in der Pflege – Die Grundlagen, 8. Aufl. 2016, Verlag Hogrefe, Bern).

Die Zentralen Lebensthemen

Die Zentralen Lebensthemen sind:

- **Leben erhalten und Entwicklung erfahren**
- **Das eigene Leben spüren**
- **Sicherheit erleben und Vertrauen aufbauen**
- **Den eigenen Rhythmus entwickeln**
- **Das Leben selbst gestalten**
- **Die Außenwelt erfahren**
- **Beziehungen aufnehmen und Begegnungen gestalten**
- **Sinn und Bedeutung geben und erfahren**
- **Autonomie und Verantwortung leben**
- **Die Welt entdecken und sich entwickeln**

Das zehnte Thema: Die Welt entdecken und sich entwickeln

Die zentralen Lebensthemen wurden in den letzten Jahren auch von der Pädagogik mit großem Interesse aufgenommen und in die Arbeit übernommen. Zunächst waren diese als „zentrale Ziele" ausschließlich für Pflegende gedacht. Die Übernahme bzw. die Ausweitung zeigt aber, dass auch in der pädagogischen Arbeit mit sehr schwer behinderten Kindern, Jugendlichen und Erwachsenen die Frage der zentralen pädagogischen Ziele an vielen Stellen noch offen ist. Es kann nicht nur darum gehen, bestimmte Lernziele zu erreichen, sondern immer auch darum, sich – mit dem Kind im Zentrum – auf dessen individuelle Entwicklungsförderung zu besinnen. So scheint es sinnvoll, für pädagogisch pflegerische und pflegerisch pädagogische Arbeit ein zehntes thematisches Zentrum zu formulieren, das die bisherigen in spezifisch pädagogischer Zielrichtung ergänzt.

Natürlich sind es die Kinder, an die wir denken, wenn es darum geht, die Welt zu entdecken. Jeden Tag etwas Neues erleben, neugierig sein, alles untersuchen wollen ... Entwicklung scheint ebenso insbesondere in den „Entwicklungsjahren" der Kindheit und Jugend von Bedeutung. Doch der Mensch ist immer in Entwicklung, er verändert sich, passt sich immer wieder neu an, nimmt Einfluss, orientiert sich in seiner Welt. Selbst wenn diese zum Lebensende recht klein zu werden scheint.

Die letzte große Entwicklungsaufgabe, die das Leben uns stellt ist das Sterben. Auch in diesem Prozess – wir alle wissen nicht wie – entdecken wir etwas von der Welt. Insofern handelt es sich bei diesem Lebensthema um das große Thema unseres gesamten Lebens.

Die Reihenfolge der Ziele stellt keine Gewichtung dar: Für Menschen in unterschiedlichen Situationen können die verschiedenen Ziele bedeutsam oder auch weniger wichtig sein. Alle Ziele sind vom jeweiligen Patienten aus zu sehen, d.h. der Patient erhält sein Leben und erfährt seine Entwicklung. Pflegende, Therapeuten und Mediziner helfen ihm dabei, sein Leben zu erhalten. Dies sind die großen Lebensthemen, die immer wieder neu gestaltet und neu gelebt werden müssen – in unterschiedlichen Lebensphasen mit unterschiedlicher Gewichtung und Bedeutung.

Ausgehend von der aktuellen Lebenslage und ihrer persönlichen Einfärbung zusammen mit den übergeordneten größeren Lebensthemen kann man sein eigenes Pflegehandeln planen.

BEISPIEL

Ein Patient hat einen halben Tag und eine ganze Nacht mit den Vorbereitungen für eine Koloskopie verbracht. Dabei hat er heftigste und unangenehmste Erfahrungen mit seinem Körper machen müssen – er hat schlecht und lange Zeit gar nicht geschlafen und unangenehme

Hungergefühle erlebt. Jetzt ist der Zeitpunkt der Untersuchung gekommen. Es ist seine erste Untersuchung dieser Art; er liegt auf dem Untersuchungstisch und weiß nur, dass nach Unstimmigkeiten in seinem Körper gesucht wird.

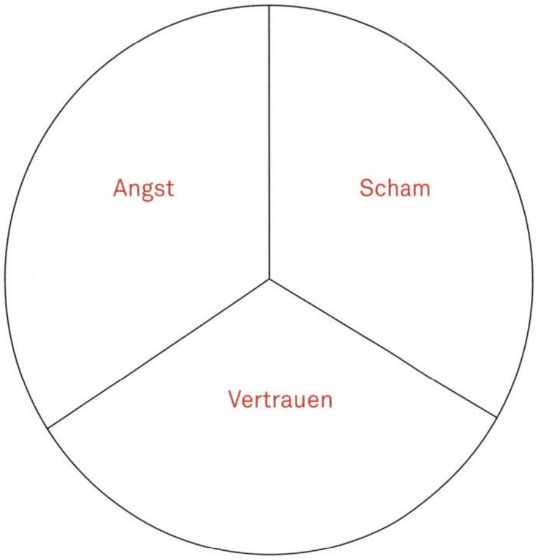

Wir versuchen anhand der Grafik, sein situatives Erleben zu beschreiben: Wir nehmen dabei die Patientenperspektive ein, gehen nicht vom eigenen beruflichen Wissen um eine solche Untersuchung aus! Diese Gewichtung können wir natürlich nur nach Vermutungen vornehmen, die wir möglicherweise wieder korrigieren müssen. Die emotionalen Kräfte, die uns am wahrscheinlichsten erscheinen, tragen wir in die Grafik ein. In dem vorliegenden Fall, könnten sie Angst, Scham und Vertrauen heißen.

In einem nächsten Schritt ist darüber nachzudenken, welche pflegerische Zielsetzung aus dieser Situation abgeleitet werden kann.

Ganz sicherlich geht es in diesem Beispiel nicht darum, das Leben zu erhalten. Auch grundsätzliche, existenzielle Sinnfragen sind nicht von vordergründiger Bedeutung. In dieser, für den Betroffenen einmaligen, Situation, von der wir noch nicht wissen, welche diagnostische Erkenntnisse sie bringt, stehen andere Zentrale Ziele im Vordergrund. Eines, abgeleitet aus den o.g. emotionalen Kräften, heißt: **Sicherheit erleben**.

Vergleichen Sie Ihre Einschätzung mit denen von Kolleginnen und Kollegen und versuchen Sie im Gespräch, Ihre Sichtweise zu begründen. Beziehen Sie Ihre Einschätzung in Ihre künftigen Pflegehandlungen an diesem Patienten ein!

Vor dem Hintergrund der emotionalen Kräfte und Einfärbungen, der persönlichen Erlebensweisen und der Zentralen Lebensthemen können Sie alle Praxisbeispiele dieses Buchs bearbeiten. Es ergibt sich dadurch ein durchgängiges Raster, das sich auf sehr unterschiedliche Beispiele anwenden lässt. Es hilft Ihnen, den kranken Menschen immer im Zentrum Ihrer Überlegungen zu sehen. Die einzusetzenden Pflegetechniken, die durchzuführenden Pflegemaßnahmen sowie die notwendigen Routinen lassen sich so passend auswählen – ohne aber den Umgang mit dem Patienten zu bestimmen!

Christel Bienstein und ich haben das Konzept der Basalen Stimulation zunächst im Hinblick auf schwerst wahrnehmungsbeeinträchtigte Patienten entwickelt. Wir dachten an Menschen im Koma, im Wachkoma, an schwer verwirrte und desorientierte Patienten. Mittlerweile hat sich aber gezeigt, dass vieles von dem, was wir entwickelt haben, auch für leichter beeinträchtigte Patienten von großem Vorteil sein kann. Eine andere Art der Berührung, eine andere Art des Umgangs, eine Stärkung der eigenen Körperwahrnehmung kommt sehr vielen Patienten zu Gute und unterstützt sie in ihrem Genesungsprozess.

Auch frühgeborene Kinder, so konnten wir erfahren, profitieren erheblich von diesem Angebot, selbst wenn sie nicht behindert oder unmittelbar von Behinderung bedroht sind.

Zunehmend wird gefordert, Anteile der Basalen Stimulation in die allgemeine Pflege zu übernehmen – vielleicht kann dieses Arbeitsbuch dazu einen kleinen Beitrag leisten.

Darüber hinaus bietet es sich an, das Kapitel über die zentralen Lebensthemen im Buch „Basale Stimulation in der Pflege – Die Grundlagen“ gründlich zu lesen. Am besten tun Sie das, nachdem Sie das Eingangskapitel des vorliegenden Arbeitsbuchs bearbeitet haben.

Aufgabe

Als Einstieg in das Thema sollten Sie einige Aspekte noch selbständig vertiefen:

- Suchen Sie nach Informationen zu *Gefühl* und *Emotion* und ihren Auswirkungen auf den Menschen.
- Finden Sie noch andere Begriffe für *persönliche Erlebnisweisen.*
- Mit welchem Begriff würden Sie gerne arbeiten?

Zur Struktur des Arbeitsbuchs

Im Arbeitsbuch finden Sie zum einen Texte, die von Ihnen am Rand kommentiert werden sollen: Formulieren Sie kritische Bemerkungen, notieren Sie Hinweise auf bereits Gelesenes, vergleichen Sie mit den Inhalten anderer Bücher, markieren Sie Ihnen wichtige Passagen. Anhand dieser Arbeitsaufgabe soll der kritische Umgang in der Textarbeit geschult werden. Kritisch im wissenschaftlichem Sinn bedeutet zu vergleichen, abzuwägen und nach Hintergründen zu fragen.

Andere Texte tragen hingegen eher den Charakter eines Berichts. Sie geben Anlass zum Nachdenken, zum Vergleich mit eigenen Erfahrungen und zur Diskussion auf der professionellen Ebene – mit fachlichen Argumenten, die Sie aus Ihrer Ausbildung und/oder praktischen Arbeit beziehen.

Aber auch Grafiken, Zeichnungen und Bilder sind Bestandteil dieses Arbeitsbuchs. Sie geben Impulse, anhand derer über die Situation schwer-beeinträchtigter Patienten nachgedacht werden soll. Manches, was auf den ersten Blick im Berufsalltag unverständlich erscheint, manches, was in den klassischen Lehrbüchern recht pauschal abgehandelt wird, bekommt jetzt eine andere Dimension und wird nachvollziehbar. Anders als in herkömmlichen Lehrbüchern gibt es in diesem Arbeitsbuch auch keinen Lösungsteil. Es werden zwar Fragen gestellt und Antworten ersucht, sie sind jedoch als Impulse des inhaltlichen, theoretischen Nachdenkens und der praktischen Arbeit zu verstehen. In der Auseinandersetzung mit dem Konzept der Basalen Stimulation, der individuellen Reflexion sowie auch insbesondere im Austausch in der Gruppe liegen die Lösungen der Aufgaben. Daher ist es sehr wichtig, dass Sie sich den Aufgaben stellen, sie nicht nur oberflächlich und schnell erledigen, sondern sich wirklich mit Muße darauf einlassen. Dann werden Sie neue Erfahrungen machen, die Ihnen persönlich und Ihrem Berufsalltag zugute kommen.

Die Reihenfolge der Texte und Aufgaben im Arbeitsheft ist nicht willkürlich gewählt: Es gibt eine sinnvolle, inhaltliche Gliederung. Sie können jedoch die Reihenfolge, wenn es Ihre Unterrichtsgliederung verlangt, verändern und Texte vorziehen bzw. überspringen. Das Arbeitsbuch setzt kein zwingend chronologisches Lesen und Bearbeiten, wie z. B. bei einem Roman, voraus.

Basal stimulierende Pflege

Bitte nutzen Sie den Platz neben dem Text für eigene ergänzende, kritische oder zustimmende Gedanken. Notieren Sie auch eigene Erfahrungen, die mit dem Text im Zusammenhang stehen.

Lesen Sie aktiv, mit dem Stift in der Hand!

Verluste

Menschen werden langsam oder auch plötzlich zu Patienten. Sie erleiden, wie der lateinische Begriff „patiens“ dies ausdrückt, etwas: Schmerz, Funktionsstörungen, Übelkeit, Verwirrung und auch Angst. Sie erleiden aber auch Behandlung, Eingriffe, Manipulationen und viele andere Maßnahmen am eigenen Körper. Der Patient wird vom selbstbestimmten Subjekt zu einem mehr oder weniger fremdbestimmten Objekt von Diagnostik, Therapie und Pflege. Ein radikaler Rollenwechsel findet statt: Man ist nicht mehr Freundin, Ehemann oder Partnerin, sondern nur noch Patient.

Wir können davon ausgehen, dass das Ereignis oder der Prozess, der einen Menschen zum Patient werden lässt, als traumatisierender Schock, als aggressiver Angriff auf die eigene Person oder auch als schleichender Abbauprozess erlebt wird. Bei dem hier zu diskutierenden Personenkreis ist das Resultat eine schwere und nicht nur kurzfristige Einschränkung in allen wichtigen, vitalen Funktionen. Die Patienten, von denen hier gesprochen wird, sind Patienten auf neurochirurgischen oder allgemeinen Intensivstationen, Frühgeborene und Babys, die eine intensivmedizinische Betreuung benötigen, aber auch schwer altersverwirrte Menschen oder gar Sterbende.

Die unmittelbare Nähe zur ursprünglichen Adressatengruppe des Konzepts der Basalen Stimulation findet sich im Bereich der rehabilitativen Einrichtungen wieder, in denen schwerst mehrfachbehinderte Menschen betreut werden.

All diese Menschen haben ein höchst individuelles Schicksal erlitten. Dennoch kann von gewissen Gemeinsamkeiten ausgegangen werden: Durch Schock, Trauma, Eingriff oder Abbauprozesse und Funktionsverluste verändert sich die Identität des eigenen Körpers in oft radikaler Weise, beispielsweise bei einem Unfall oder durch einen massiven operativen Eingriff. Schmerzen lassen Menschen den eigenen Körper als feindlich erleben, Verwirrung bewirkt Fremdheit im eigenen Körper. Wenn wir davon ausgehen, dass das Körper-Ich das primäre Selbst eines Menschen darstellt, so wird unschwer deutlich, dass es sich bei den geschilderten Prozessen um existenzielle Bedrohungen der Identität handelt. Wenn man nicht mehr in seinem eigenen Körper zuhause sein kann, wenn er fremd wird, nicht mehr das tut, was er sollte, sich anders anfühlt, zur Bedrohung wird, führt dies zu einer Abspaltung: Es kommt zum Verlust der persönlichen Integrität. Menschen fühlen sich gespalten, sie fühlen sich nicht mehr als die Person, die sie einmal waren. Selbstzweifel, ja Gefühle von Minderwertigkeit, schleichen sich ein.

Medizinische wie pflegerische Handlungen der traditionellen Art tragen meist wenig Sorge dafür, dass die leibseelische Ganzheit durch ihre Maßnahmen zusammengehalten wird. Sie widmen sich insbesondere den gestörten bzw. den geschädigten Bereichen des Körpers. Gesundung, so unsere Überzeugung, ist aber ein aktiver Prozess des kranken Menschen, der sich wieder neu organisieren muss. Durch eine basal stimulierende Pflege versuchen wir, diesen Prozess zu unterstützen.

Der kranke Mensch, jetzt Patient, wird in eine neue Umwelt gebracht. Das Krankenhaus stellt einen Arbeitsbereich für Fachleute dar. Es ist in seiner Gesamteinrichtung vorrangig nach ihren Bedürfnissen konzipiert. Zunehmend bestimmen wirtschaftliche Überlegungen und Zwänge dieses Arbeitsfeld. Betrachtet man sich diese Einrichtung als Lebenswelt für den Patienten, so kommen wir nicht umhin, diese Umwelt einerseits als reizarm und andererseits als verwirrend und überstimulierend einzuschätzen: Für die Patienten dominiert der Eindruck eines Chaos' oder zumindest einer Unordnung. Die notwendigen medizin-technischen Maßnahmen, besonders auf Intensivstationen, führen zu einer erheblichen Einschränkung normaler, sensorischer Wahrnehmung. Der Raum, die Lage im Raum, die visuellen (das Sehen betreffend) und auditiven (das Hören betreffend) Eindrücke, die Einschränkung der eigenen Bewegungsfähigkeit bedeuten eine drastische Verminderung der sensorischen Angebote, mit denen wir normalerweise leben. Insbesondere die Einschränkung der körperlichen Bewegungsfähigkeit bewirkt sehr schnell eine dramatische Veränderung der Selbstwahrnehmung. Langes Liegen, insbesondere auf Weichlagerungsmatratzen, führt zu einem unmittelbaren Verlust von Körpergefühl. Die eigenen Konturen werden nicht mehr gespürt, der eigene Körper verliert sich und wird unbestimmt. Hinzu kommen die Verluste an auditiven und visuellen Orientierungsmöglichkeiten: Bleibt der Blick an die Decke gerichtet, gibt es nur noch ein milchiges Weiß, in das gelegentlich schnelle Schatten treten. Für das Gehör bleibt ein Gewirr nicht entschlüsselbarer Laute und Geräusche, die sich nicht in einen Zusammenhang mit der eigenen Person bringen lassen. Die Folge davon, so haben Erfahrungen immer wieder gezeigt, ist ein „Verdämmern", um sich der Fülle der unverständlichen Reize gerade im Hörbereich zu entziehen. Notwendige sedierende Maßnahmen tun ein Weiteres, um den Menschen von seiner Umgebung zu trennen. Diese Reizdeprivation (Entzug sensorischer Reize) führt zu einer Verstärkung der oben geschilderten Prozesse bezüglich des eigenen Körpers und infolgedessen der eigenen Person. Aus der Entwicklungs- und Wahrnehmungspsychologie wissen wir, dass sich solche Deprivationen folgenschwer auf die Gesamtpersönlichkeit auswirken. Im Speziellen deaktivieren sie neuronale Netzwerke und wirken somit der Selbstorganisation und Selbststabilisierung des Menschen entgegen.

▶ **Durch basal stimulierende Pflege versuchen wir, den kranken Menschen sensorische Angebote zu machen, die ihrer jeweiligen Befindlichkeit entsprechen. Dadurch ergeben sich neue und angemessene Orientierungsmöglichkeiten. Patienten können sich entsprechend ihrer gesundheitlichen Situation ein wenig öffnen und Bezüge zur sie umgebenden Wirklichkeit herstellen.**

Die Einweisung auf eine Intensivstation bedeutet immer auch drastische Kommunikationsverluste. Der Patient wird aus seiner bisherigen Lebenswelt herausgerissen, Kontakte müssen abgebrochen werden. Nur wenige, dazu meist selbst sehr verstörte Angehörige oder Freunde bekommen noch Zutritt zum Patienten. Die gesamte Alltagskommunikation ist verändert oder verloren. Ärzte, Therapeuten und Pflegende stellen zwar auch Kommunikationspartner dar, nach unseren Beobachtungen handelt es sich aber meistens um eine sehr einseitige und besonders imperative Kommunikationsform. Imperativ im Sinne von einfachen Fragen oder Anweisungen, aus denen die Kommunikation besteht. Damit findet im Grunde kein wirklicher Austausch zwischen zwei Menschen statt. Es entsteht eine eindeutige kommunikative Hierarchie – die Fachkräfte bestimmen im Wesentlichen Inhalt, Zeitpunkt und Dauer der Kontakte. Die hohe Arbeitsbelastung in den genannten medizinischen und pflegerischen Berufen führt außerdem dazu, dass diese Kontakte auf ein Minimum des technisch Notwendigen reduziert werden. Lange Perioden des Tages verbringen Patienten daher kommunikationslos. Vielfach sind, nach unseren Beobachtungen, die Kommunikationsversuche des Fachpersonals auch unangemessen und erreichen die Patienten nicht.

▶ **Durch basal stimulierende Pflege versuchen wir, insbesondere nonverbale Elemente der Kommunikation in die Pflege mit einzubeziehen und so eine elementare Verständigung zu ermöglichen. Patienten können spüren, dass andere Menschen auf einer menschlichen Basis mit ihnen in eine Beziehung treten.**

Durch die fast vollständige Pflegebedürftigkeit dieser Patienten ergibt sich die Notwendigkeit vielfältiger, professioneller Berührungen bei diagnostischen, therapeutischen und vor allem pflegerischen Maßnahmen. Patienten müssen – oft ohne im eigentlichen Sinne darüber aufgeklärt zu sein – die unzähligen Berührungen am gesamten Körper tolerieren. Notwendigerweise werden hierbei auch solche Körperbereiche einbezogen, die im Alltagsleben nur ganz bestimmten und sehr vertrauten Personen zugänglich sind. Viele dieser Bereiche werden nicht einmal gegenüber dem Lebenspartner „offengelegt“. Man kann vermuten, dass auch für scheinbar tief bewusstlose Patienten diese vielfältigen, fremden Berührungen dazu führen, dass sie sich noch weiter vom eigenen Körper distanzieren. Der eigene Körper wird den Fachkräften sozusagen zur Verfügung gestellt. Wieder erkennen wir, dass die Abspaltung des körperlichen Erlebens ein desintegrativer Prozess ist, der einer ganzheitlichen Vorstellung von der Person zuwiderläuft. Eine solche, scheinbar notwendige, Abspaltung beeinflusst den selbstorganisierten Genesungsprozess negativ.

▶ **Durch basal stimulierende Pflege wird versucht, die vielfältigen Berührungen verstehbar und akzeptabel zu machen. Berührung soll nicht länger als Ein- oder Angriff empfunden werden, sondern als Kontaktnahme eines anderen Menschen. Berührung kann eine primäre Kommunikationsform sein.**

Die Folgen

Die bislang geschilderten massiven Veränderungen im Leben eines Menschen bleiben natürlich nicht ohne Folgen. Um sich aus der für sie unerträglichen, schwierigen und unverständlichen Situation zurückzuziehen, gehen wir insbesondere davon aus, dass Patienten mit einer Verminderung ihrer Vitalität und Wachheit reagieren. Sie flüchten in die inneren Bereiche ihres Körpers, reduzieren sich auf ein Minimum ihrer Lebendigkeit. Daher beobachten wir nicht selten Patienten, die sich scheinbar aktiv dem Aufwachen widersetzen. So genannte „Totstellreaktionen“ sowie medizinisch unbegründbare Abhängigkeiten von Beatmungshilfen o. Ä. lassen sich möglicherweise als eine solche Reduktion beschreiben.

Die Verwirrung muss bei diesen Patienten ebenso wenig wie bei alten Menschen als unmittelbare Folge einer hirnorganischen Veränderung gesehen werden. In Zuständen der Verwirrung gezeigte Verhaltensweisen können ebenfalls als Versuche des jeweiligen Menschen gewertet werden, sich der neuen und für ihn unverständlichen Situation anzupassen. Dieses Verhalten lässt sich relativ gut an störenden bis hin zu gefährlichen Manipulationen an gelegten Kathetern, Sonden oder Infusionen beobachten. Trotz vielfältiger und intensiver Ermahnungen ziehen sich Patienten diese immer wieder heraus. Handelt ein Patient derart, kann der durchaus sinnvolle Wunsch dahinter stecken, sich Klarheit darüber zu verschaffen, was in seiner Nase oder in seinem Körper steckt. Gerade beim Entfernen der Fremdkörper entstehen eindeutige Reize, die ihm ferner Informationen über die Lokalisierung des eigenen Körpers geben. Angesichts der bereits beschriebenen Bewegungseinschränkungen verwundert es nicht, dass sich Patienten auf das Wenige konzentrieren, was ihnen an Wahrnehmung am eigenen Körper möglich ist. Sie versuchen damit, ihre körperliche Integrität wiederherzustellen und einen wiedererkennbaren Zustand zu schaffen. Wir alle wissen, wie wir beispielsweise im Mundbereich von kleinsten Veränderungen und Fremdkörpern in hohem Maße irritiert werden, uns auf fast nichts anderes mehr konzentrieren können, als die Veränderung zu erfassen oder den Fremdkörper zu entfernen. Ermahnungen, wie sie dann häufig an die Patienten gerichtet werden, bewirken wenig. Wesentlich hilfreicher wäre es demnach, dem Betroffenen zusätzliche sensorische Informationen über die Art des Fremdkörpers, seine Lage und die Beziehung zu seinem eigenen Körper zu geben.

Auch so genanntes aggressives Verhalten von Patienten muss in einem anderen Licht betrachtet werden. Was vom Pflegenden als Schlagen oder Festkrallen erlebt wird, kann der verzweifelte Versuch des Patienten sein, sich eine klare und eindeutige Information zu verschaffen. Bei einer reduzierten Wahrnehmungsfähigkeit benötigt der Mensch eindeutigere und intensivere Reize, um überhaupt etwas zu spüren. Der Schlag ins Gesicht eines anderen Menschen könnte dann der Versuch sein, sich intensive, taktile (berührungsbezogene) Reize zu verschaffen. Das Festkrallen in Haaren oder Armen ist ein ähnliches Phänomen – die Hand, als taktiles Instrument, braucht deutlichere und ausdrucksvollere Berührungsinformationen, die sie sich durch einen erhöhten Krafteinsatz verschafft. Es ist die Interpretation der betroffenen Pflegenden, dies als Aggression zu werten (→ **vgl. Kap. 3 und 4, Basale Stimulation in der Pflege. Die Grundlagen, 8. Aufl. 2016, Verlag Hogrefe, Bern**).

▶ **Basal stimulierende Pflege versucht, den Patienten klare, eindeutige und intensive Informationen bezüglich ihres eigenen Körpers zukommen zu lassen. Durch dieses umfassende Herangehen sollen die durchaus unerwünschten Folgen bei den Patienten gemindert werden. Die in der Regel vergebliche und oft sogar schädliche Suche der Patienten nach Informationen ist in der unerwünschten Form dann nicht mehr nötig.**

Die Möglichkeiten

Pflegerische Maßnahmen sind fast immer mit Berührungen verbunden. Diese Berührungen können funktionell, d. h. ausschließlich auf Lagerung, Säuberung, Ernährung, Wundversorgung, Hautpflege etc., bezogen sein. Sie können aber auch in einer viel intensiveren Weise genutzt werden, um dem Patienten in seiner Verlustsituation eine neue Referenz bezüglich des eigenen Körpers zu vermitteln. Unter Referenz verstehen wir so etwas wie einen Bezugspunkt und eine Beziehung auf der Basis direkter Erfahrung. Die Berührungen definieren den eigenen Körper als Wahrnehmungsorgan und vermitteln eine direkte Wahrnehmung der

Körpergrenzen. Sie liefern Informationen. Insbesondere der Haut kommt eine tiefe Bedeutung zu, da sie als Abgrenzungs- und Kontaktorgan gleichermaßen gilt. Mögliche Lagerveränderungen während der Pflegehandlungen, wie beispielsweise das Drehen oder eine 30°-Lagerung geben den Patienten Information über die eigene Position im Raum. Sie wirken somit einem Verlust von räumlicher Beziehung entgegen, wenn sie mit der für den Patienten nötigen Intensität und Ruhe gestaltet werden. Das Körperselbstbild kann durch pflegerische Maßnahmen unterstützt und auch wieder aufgebaut werden. Die basal stimulierende Ganzkörperwäsche modelliert den Körper nach, gibt ihm wieder Konturen und wahrnehmungsbezogene Sicherheit.

Der Berührungsqualität kommt damit im Pflegeprozess eine besondere Bedeutung zu. Berührungen, die lediglich zweckgerichtete Handaktivitäten am Körper des Patienten und Manipulationen sind, entsprechen nicht unseren Standards. Die Vermeidung unangenehmer bzw. unangemessener Berührung wird als gemeinsames Ziel angenommen. Darüber hinaus gelten aber weitere Kriterien für eine dem Patienten dienliche Berührung.

Konstanz der Berührung

Unter der Konstanz der Berührung verstehen wir, dass Berührungen nicht unterbrochen werden. Die Pflegenden sollten in einem ständigen Berührungskontakt mit den Patienten sein. Für schwer wahrnehmungsbeeinträchtigte Menschen ist auch eine nur kurzfristig unterbrochene Berührung immer wieder mit einem Neuanfang und einer aufwendigen Neuorientierung verbunden. Dieses führt zu Erregung, Verwirrung und möglicherweise zu innerer Abwehr. Daher sind die Pflegemaßnahmen so zu planen, dass sich alle nötigen Materialien in Reichweite befinden, und der Patient während der einzelnen Pflegemaßnahmen nicht verlassen werden muss. Auch bei einem Stellungswechsel kann eine Hand am Patienten verbleiben. Die Pflegekraft sollte sich, wenn z. B. die Bettseite gewechselt werden muss, dem Körperschema folgend, am Patienten entlang bewegen.

Kontaktintensität

Zu leichte, oberflächliche Berührungen mobilisieren häufig eine so genannte Taktile Abwehr: Nicht eindeutige und wenig informative Berührungen werden als etwas diffus Unangenehmes erlebt und führen zu Abwehr- bzw. Rückzugsreaktionen. Berührungen sollten daher kein leichtes und kurzes Streicheln darstellen, sondern vielmehr eindeutige, feste, auch die Tiefensensibilität ansprechende, Druckerlebnisse bieten. Eine flächige, die ganze Handfläche nutzende, Berührung ist informativer als ein Kontakt lediglich mit Fingerspitzen oder einem Teil der Hand. Je flächiger der Druck ausgeübt wird, desto mehr entspricht er der wünschenswerten Qualität. Einzelne Druckpunkte sollten dabei unbedingt vermieden werden, obwohl man unwillkürlich dazu neigt, mehr Kraft in die Fingerspitzen zu geben. Das kann jedoch als schmerzhaft oder zu punktuell vom Patienten erlebt werden.

Rhythmus der Bewegung

Bewegungen sollten möglichst fließend und nicht abrupt erfolgen. Der Rhythmus ist „das Versprechen, dass es so weitergeht wie bisher". Wahrnehmungsbeeinträchtigte Patienten müssen die Möglichkeit bekommen, die nächste Berührung, die nächste Berührungsstelle vorherzuahnen. Die Geschwindigkeit, mit der die Berührung auf der Körperoberfläche wandert, muss dem Wahrnehmungsvermögen der Patienten angepasst sein. Wiederholungen in einer gleichbleibenden Reihenfolge sind außerordentlich wünschenswert und bestärken den Informationsgehalt der Berührung selbst.

Sicherheit der Berührung

Berührungen können dem Patienten sehr viel Sicherheit geben. Gerade die flächige, feste und vorhersehbare Berührung entspricht diesem Qualitätsmerkmal. Unsicherheiten entstehen dann, wenn die eigentliche Pflegehandlung für den Pflegenden komplex und schwierig zu werden beginnt: Wird die gesamte Konzentration auf die Pflegeinhalte gerichtet, bleiben in der Regel wenig Möglichkeiten, die Berührungsqualität aufrecht zu erhalten. Aus diesem Grund ist es außerordentlich wichtig, eine gründliche Planung für jeden einzelnen Patienten durchzuführen, so dass auch im Pflegeprozess immer noch Reserven bleiben, um qualitativ im Sinne der Basalen Stimulation arbeiten zu können.

Es hat sich gezeigt, dass die Berührungsqualität der Pflegenden trainiert werden kann. Mit der konsequenten Einhaltung der Grundprinzipien wächst die Sicherheit der Pflegenden und zunehmend eröffnet sich ein Gestaltungsraum für individuelle Pflege.

Handlungsintegration

Gerade die somatischen (den Körper betreffend), vestibulären (die Lage im Raum betreffend) und auch teilweise die vorsichtigen, vibratorischen (schwingende Bewegungen betreffend) Angebote können in die tägliche Pflegeroutine einbezogen werden. Dabei handelt es sich nicht darum, zusätzliche, quasi therapeutische, Maßnahmen einzuführen, die vom Pflegepersonal übernommen werden sollen. Vielmehr geht es darum, die notwendigen Pflegemaßnahmen qualitativ so zu verändern, dass sie neben ihrer funktionellen Wirkung eine Unterstützung des Patienten bedeuten.

Pflege kann dazu beitragen, die medizinische „Reanimation“ zu unterstützen und im Idealfall zum Abschluss zu bringen. Der Patient wird im Prozess der Wiederbeseelung seines Körpers unterstützt. Basale Stimulation vermittelt den Betroffenen Anregungen, wieder Besitz von ihrem eigenen Körper zu nehmen, den Körper zu „reanimieren“. Einer Abspaltung von Körper und Seele kann Pflege entgegenwirken. Dafür muss sie dem Körper Möglichkeiten anbieten, sich wiederzufinden, seine Grenzen und seine Wahrnehmungsmöglichkeiten neu zu entdecken bzw. die wichtigsten Bereiche weiter zu nutzen.

Weiterführung

In den bisherigen Ausführungen wurde im Wesentlichen auf die unmittelbare Arbeit am Körper Bezug genommen. Diese somatische (den Körper betreffend) Anregung stellt zweifellos einen Hauptbestandteil der basal stimulierenden Pflege dar. Darüber hinaus kommen aber der vestibulären (die Lage im Raum betreffend) Anregung durch Lageveränderung und der vibratorischen (schwingende Bewegungen betreffend) Anregung, insbesondere des Skelettsystems, besondere Bedeutung zu. Auch sie gehören zu den elementaren Wahrnehmungsbereichen, die auch bei massiven Einschränkungen ansprechbar bleiben. Sie unterstützen das Körper-Ich, d.h. den Zusammenhalt von Leib und Seele.

Die bisher vorliegenden Praxisberichte zeigen jedoch auch, dass **olfaktorische (den Geruch betreffend)** sowie **gustatorische (den Geschmack betreffend) Anregungen** für viele Patienten von größter Bedeutung sind. Der Mund- und Nasenraum ist ein besonders sensibler Teil der Körperoberfläche und stellt den Übergang vom Äußeren zum Inneren des Körpers dar. Seine sensorische Ausstattung ist vielfältig und außerordentlich dicht. Durch intensivmedizinische Maßnahmen wird dieser Bereich häufig seiner Funktionen und Wahrnehmungsmöglichkeiten beraubt. Dem betroffenen Menschen fehlen dann wesentliche Kontaktstellen zur Außenwelt. Einer anregenden Mundpflege und einer Geruchsstimulation kommen daher auch bei künstlicher Beatmung besondere Beachtung zu. Studien haben gezeigt, dass insbesondere eine Stimulation des Nasen-Mund-Bereichs häufig die Wiederkehr der Spontanatmung unterstützen kann.

Auditive (das Gehör betreffend) Wahrnehmungsanregung verwirklicht sich sicherlich in der gesprochenen Sprache am intensivsten, die Diskussion um das Sprachverständnis bei bewusstlosen Patienten wird nachdrücklich geführt. Daneben können aber auch musikalische Elemente von höchster Wichtigkeit sein; gezeigt hat sich ebenfalls, dass bekannte Alltagsgeräusche für manche Patienten von beträchtlicher Bedeutung sind. Gerade in diesem Bereich ist noch Forschungsarbeit zu leisten.

Die taktile (das Fühlen und Spüren betreffend) Wahrnehmung kann unter anderem dadurch unterstützt werden, dass handaktiven Patienten Spürmaterial zur Verfügung gestellt wird. Die Auswahl des Materials sollte vielfältig sein und intensive Erfahrungen ermöglichen. Auf diese Art kann u. U. ein Manipulieren und Nesteln der Patienten an Sonden, Kathetern usw. reduziert werden. Die Hände der Betroffenen suchen nach Aktivitätsmöglichkeiten, sie benötigen tastbare Informationen, um sich über den Bestand einer realen Außenwelt zu informieren.

Visuelle (das Sehen betreffend) Wahrnehmung stellt in der Regel die höchsten Anforderungen an Wachheit und Koordinationsfähigkeit. Sie ist in der frühen menschlichen Entwicklung die Wahrnehmungsart, die als Letztes ausgeprägt ist. Die visuelle Wahrnehmung übernimmt die sinnliche Führungsrolle erst, nachdem die anderen Wahrnehmungsbereiche aufgebaut und gefestigt sind. In unserer visuell stark betonten Welt haben wir uns allerdings daran gewöhnt, dass das Sehen dominiert. Für Pflegende ist es daher wichtig, sich auf die prä-visuelle Wahrnehmung ihrer Patienten einzustellen, die sehr vieles nicht ein-sehen bzw. vorher-sehen können. Dennoch kann und sollte die visuelle Umgebung von Patienten durch entsprechende Maßnahmen unterstützend gestaltet werden. In der Regel befindet sich im Blickfeld des auf dem Rücken liegenden Patienten kaum ein Objekt, das fixierbar ist und daneben noch eine individuelle Bedeutung für den Patienten aufweist. Liebevolle Arrangements auf dem Nachttischen können häufig vom Patienten nicht gesehen werden. Der Blick der Betroffenen schweift somit ins Leere, findet keine Fixpunkte und wird als sinnlos erlebt. Einfachste Mobiles, über dem Patienten aufgehängt, sind daher bedenkenswert. Allerdings müssen diese Mobiles so gestaltet sein, dass sie Blickanreize von unten bieten. Die handelsüblichen Mobiles tun dies nicht, sie sind für den Blick eines aufrecht stehenden oder sitzenden Menschen gedacht. Leider werden häufig pflegetechnische Einwände gegen das Aufhängen solcher Sehanreize vorgebracht. Auch in diesem Bereich ist weitere Forschung notwendig.

Ausblick

Die zum Teil beeindruckenden Erfolge basal stimulierender Pflege in den vergangenen Jahren ermutigen dazu, in der eingeschlagenen Richtung weiterzuarbeiten. Es zeigt sich, dass die angesprochenen Veränderungen nicht primär eine Mehrbelastung der Pflegenden bedeuten, ihnen vielmehr das Gefühl einer qualitativ hochwertigeren Pflege vermitteln. Darüber hinaus wird offensichtlich, dass Patienten nach Pflegemaßnahmen, die ihr Körper-Ich sehr stark unterstützen, ruhiger und entspannter sind. Daraus ergibt sich eine insgesamt günstigere Genesungssituation.

Fragen und Antworten

Sie haben das Kapitel „Basal stimulierende Pflege" aktiv gelesen und eigene Gedanken und Assoziationen notiert. Nun gehen Ihnen bestimmt beipflichtende wie auch skeptische Gedanken durch den Kopf, die auch einige Fragen aufwerfen. Fragen, die Sie sich in Bezug auf die theoretische Grundlagen und die praktischen Umsetzung des Konzepts der Basalen Stimulation stellen.

Erfahrungsgemäß werden uns eine Anzahl von Fragen in gleicher oder ähnlicher Weise immer wieder gestellt. Daher ist im folgenden Kapitel ein Frage- und Antwortenkatalog zusammengestellt, der Ihnen weiterführende Erklärungen und Orientierungshilfe bietet.

Müssen wir denn jetzt unsere gesamte Pflege umstellen, kann man nur noch basal stimulierend pflegen?

Nein, nicht jeder kranke oder pflegeabhängige Mensch braucht ständig eine basal stimulierende Pflege. Viele Menschen sind so selbstständig, so wach, so kommunikativ, dass sie mit ihren Pflegenden ohne Weiteres abklären können, wie bestimmte Pflegemaßnahmen durchgeführt werden sollen und was individuell zu beachten ist.

Basal stimulierende Pflege ist für Menschen gedacht, die in ihrer Wahrnehmungsfähigkeit und in ihrer Kommunikationsfähigkeit erheblich eingeschränkt sind bzw. diese noch nicht entwickeln konnten, wie beispielsweise frühgeborene Babys.

Natürlich profitieren auch weniger schwer beeinträchtigte Patientinnen und Patienten von einer sorgfältigen, individuellen Pflege. Auf die individuelle Biografie eines Patienten einzugehen, ist immer von Vorteil und fördert den Pflegeerfolg.

Braucht das alles nicht unglaublich viel Zeit?

Nach unseren langjährigen Beobachtungen benötigt man tatsächlich ein wenig mehr Zeit, um solide, gründlich und qualitätsvoll anstatt hastig und schnell zu arbeiten. In der Gesamtsumme aber lohnt sich das intensivere, qualitätsbewusste Arbeiten, es ist gewissermaßen nachhaltiger. So werden auf Intensivstation nicht so schnell Alarme ausgelöst; viele Menschen brauchen keine medikamentöse oder geringere medikamentöse Schmerz- oder Schlaftherapien. Die oftmals größere Zufriedenheit der Patienten geht zudem mit verbesserten Aufmerksamkeits- und Wachheitsphasen einher. Dieses wiederum kommt der Interaktion zwischen Pflegenden und Patienten, zwischen Patienten und Angehörigen wesentlich zu Gute. Wir könnten also sagen, eine basal stimulierende Pflege „rechnet sich".

Sind die zentralen Ziele nicht ein wenig künstlich – es geht doch einfach darum, dass Menschen wieder gesund werden?

Ja und nein. Natürlich möchten wir, dass Menschen wieder gesund werden. Aber wir wissen auch, dass es sehr viele pflegebedürftige Menschen gibt, bei denen nicht die Chance besteht, dass sie wirklich wieder gesund werden. Das betrifft behinderte Menschen, sehr alte Menschen und all diejenigen, die final erkrankt sind. Basale Stimulation möchte nicht gegen die Krankheit kämpfen, sondern mit den betroffenen Menschen eine Entwicklung durchlaufen; die Betroffenen begleiten, ggf. bis zum Sterben. Bei einer so umfassenden Sicht bekommen die anderen zentralen Ziele ihre Bedeutung und das Gesundwerden relativiert sich. Natürlich ist und bleibt **Leben erhalten** ein ganz wichtiges Ziel.

Wer kann denn eigentlich basal stimulierend pflegen?

Jeder, der es gelernt hat – dies ist natürlich eine etwas schnodderige Antwort. Man kann die Grundgedanken lesen und lernen, Sie erfahren im Unterricht etwas darüber oder besuchen Kurse, Vertiefungskurse und bilden sich entsprechend fort. Gerade für die praktische Arbeit ist es wichtig, dass man sehr viel eigene Erfahrung sammelt, Erfahrung am eigenen Körper, Erfahrungen mit Kollegen. Dieses soll unter Anleitung und Betreuung geschehen, damit ggf. korrigierend eingegriffen werden kann. Ganz alleine wird man sich die Fähigkeiten der Basalen Stimulation nicht aneignen können, eine Anleitung ist unverzichtbar.

Wer bietet denn solche Anleitung an?

Es gibt Kursleiter in Basaler Stimulation und Praxisbegleiter, die derartige Fort- und Weiterbildungen anbieten. Der Internationale Förderverein Basale Stimulation, Eduard-Steinle-Straße 9 in 70619 Stuttgart verfügt über Adressen und Termine. Auf der Webseite www.basale-stimulation.de können Sie sich zudem eingehend informieren.

Im Zusammenhang mit Basaler Stimulation taucht immer wieder der Begriff ganzheitlich auf. Was bedeutet er?

Der Begriff ganzheitlich ist inzwischen ein etwas schillernder Begriff geworden. Er wird häufig in der Pflege, der Pädagogik und in anderen verwandten Bereichen gebraucht. Es soll damit angedeutet werden, dass nicht nur eng an einem Defekt, an einer Krankheit, an einer Schädigung gearbeitet wird, sondern der ganze Mensch im Blick ist. Häufig genug versteckt sich dahinter aber eher eine allgemeine Willensbekundung als die Alltagsrealität. In unserem Konzept meint Ganzheitlichkeit, dass wir uns bemühen, möglichst viele Bereiche des Menschen zur gleichen Zeit im Blick zu behalten und in unserem Pflegeangebot zu berücksichtigen. Wir haben dazu eine Grafik entwickelt, die den Gedanken der Ganzheitlichkeit veranschaulichen soll:

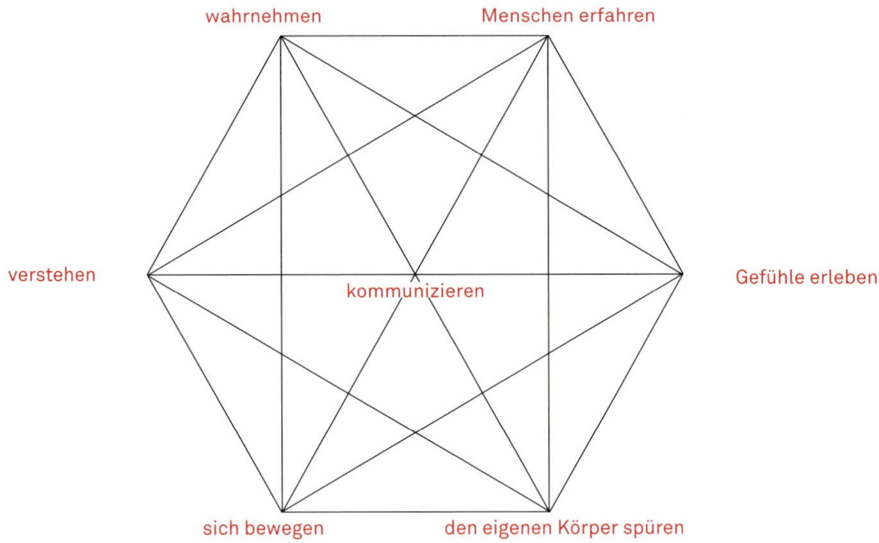

Wichtige Bereiche der Persönlichkeit sind aufs Engste miteinander verbunden und wirken aufeinander ein. Der Mensch macht gleichzeitig und gleichwertig Erfahrungen in den verschiedenen Bereichen, so vermischt sich der Schmerz als Körpererfahrung beispielsweise mit einer gleichzeitig, vom Arzt gegebenen inhaltlichen (kognitiven) Information. Eine soziale Erfahrung wird dann noch parallel über die Art und Weise eingebracht, wie der Arzt mir seine Mitteilung macht. Die anderen Bereiche sind ebenfalls aktiviert und gestalten die Gesamterfahrung ganzheitlich mit.

Aber auch die Pflegenden wirken ganzheitlich; sie werden ganzheitlich wahrgenommen: Die pflegende Berührung, die Stimme, der ausgestrahlte Geruch, die Information, die soziale Situation, all dies wirkt in jeder Situation zusammen und beeinflusst den pflegeabhängigen Menschen.

Ganzheitlichkeit ist kein anderes Wort für gut, positiv, großartig – Ganzheitlichkeit ist der Versuch, die Wirklichkeit möglichst nicht willkürlich zu vereinfachen, sondern so komplex zu sehen, wie sie nun einmal ist.

Es ist so viel von Kommunikation, von Wahrnehmung, von Eingehen auf den Patienten die Rede, wir Pflegenden sind doch keine Psychotherapeuten?

Natürlich haben Pflegende andere Aufgaben als Psychotherapeuten. Natürlich konzentriert sich die Aufgabe der Pflegenden auf die Wiedererlangung der Selbstpflegekompetenz bei den Patienten. Dazu haben sie ihr Fachwissen und ihre speziellen Techniken. Wir können aber den Körper nicht gegen die Seele gesund pflegen. Gesundwerden ist eine Aktivität des Patienten und dazu muss er oder sie umfassend unterstützt werden. Deswegen ist es wichtig, auch auf die seelischen Befindlichkeiten einzugehen, mit den Betroffenen wirklich in Kommunikation zu treten und ihre Wahrnehmungsmöglichkeiten zu berücksichtigen. Dies gilt umso mehr, wenn es nicht mehr um das Gesundwerden an sich geht, sondern um ein Zurechtkommen mit dem derzeitigen Zustand oder gar um eine Entwicklung, die aus dem Leben hinausführt.

Kräuterwickel, Auflagen, Tees und eben Basale Stimulation, sind das nicht alles ein wenig seltsame alternative Pflegeansätze?

Dazu ein klares Nein bezüglich der Basalen Stimulation. Sie ist auf der Basis klar definierter pädagogischer, psychologischer und neurowissenschaftlicher Überlegungen heraus entstanden. Sie bezieht sich auf erfahrungswissenschaftliche Erkenntnisse und macht die herkömmliche Pflege bei bestimmten Patienten effektiver.

Bei der basal stimulierenden Pflege wird außerordentlich viel berührt. Kommt man da nicht mit Hygieneregeln in Konflikt?

Sie können bei der Basalen Stimulation alle Hygienestandards in Ihrer Arbeit berücksichtigen. Die intensivierte Berührung folgt klaren Regeln und lässt sich, entsprechend geplant, auch in schwierigen Situationen verwirklichen. Die Hand ist das Hauptwerkzeug der Pflegenden, und das Konzept Basale Stimulation widmet ihr besondere Aufmerksamkeit. Die entsprechenden Hygienestandards können dabei beachtet werden.

Ist die Basale Stimulation ein Pflegekonzept oder eine Pflegetechnik?

Beides. Auf der einen Seite formuliert sie auf einer allgemeinen Ebene eine neue Sicht vom Patienten, analysiert die Beziehungen zwischen Patienten und Pflegenden und bringt sie in einen ganzheitlichen Zusammenhang. Insofern ist die Basale Stimulation ein Konzept, sie entwickelt sich ständig weiter, nimmt neue Anregungen auf und bleibt selbst in Entwicklung. Basale Stimulation ist in diesem Sinn keine Methode, die einmal festgelegte Richtlinien aufrecht erhält und für unveränderbar erklärt.

Basale Stimulation ist in Anteilen aber auch eine Pflegetechnik, da beispielsweise bestimmte Formen der Berührung, der Kommunikation und der Wahrnehmungsförderung verwirrter Patienten nach klaren Vorgehensweisen eingesetzt werden.

Insofern verbindet Basale Stimulation einen allgemeinen, theoretischen Anspruch mit einer ganz auf die Alltagspraxis bezogenen Durchführung.

Wohin entwickelt sich Basale Stimulation in der Zukunft?

Auf eine solche Frage gibt es natürlich keine eindeutige Antwort; in die Zukunft zu schauen, ist uns nicht gegeben. Die Bemühungen für die weitere Entwicklung lassen sich jedoch beschreiben: Auf der einen Seite geht es immer um eine große Offenheit gegenüber neuen Phänomenen, neuen Fragestellungen, ggf. auch gegenüber neuen Personenkreisen. Unser Ziel ist, möglichst viele Menschen zu befähigen, mit sogenannten schwierigen Patienten besser, kompetenter, zufriedenstellender und pflegerisch nachhaltiger umgehen zu können. Wir wünschen uns, dass solche Verbesserungen gewissermaßen in die alltägliche Pflege einsickern und zu einer Selbstverständlichkeit werden.

Auf der anderen Seite hoffen wir, dass durch wissenschaftliche Studien, Einzelfallanalysen und andere wissenschaftlichen Arbeiten noch mehr Detailerkenntnisse erlangt werden. Erkenntnisse, die uns die komplizierten Zusammenhänge in der Pflege erhellen. Basale Stimulation möchte damit auch einen Beitrag zur Pflegewissenschaft leisten.

Pflegeschrecken

Julia Tavalaro galt sechs Jahre als hirntot – sie bekam jedoch alles mit, was um sie herum geschah. Nach Jahren der Sprachlosigkeit entwickelte sie die Fähigkeit, mit Richard Tayson durch Augenbewegungen zu kommunizieren. Zusammen schrieben sie ein Buch: „Bis auf den Grund des Ozeans". Hart schildert sie dort Pflegesituationen, die sie über sich ergehen lassen musste:

„Am Ende des Korridors schieben die Schwestern mich in einen Raum, den ich noch nie zuvor gesehen habe. Feuchtigkeit schwängert die Luft, und als ein Paar Hände in Gummihandschuhe schlüpft, rieche ich Ammoniak. Eine Dusche wird angestellt. Die Handschuhe streifen mir das Nachthemd ab, und eine Wand aus Wasser schießt mir ins Gesicht, in die Augen, in die Nase, auf die Brust. Eine Sekunde lang kann ich nicht atmen. Ich versuche vergebens zu schreien.

Mein Hals wird von einem Wasserstrahl getroffen und etwas davon fließt in die Röhre in meiner Kehle. Ich fühle mich, als würde ich ertrinken, wie damals, als Vater mich das erste Mal am Strand von Far Rockaway ins Wasser stieß und ich Salzwasser in Hals und Nase bekam. Ich dachte, das Wasser würde meine Lungen füllen, und ich würde untergehen. Dann stellte ich fest, dass ich Arme und Beine bewegen und zu meinem Vater aufsteigen konnte, der auf mich herabblickte, mir die Hand hinstreckte, um mich zu retten.

Aber in der Dusche kann ich mich weder bewegen noch sprechen. Ich höre die Stimmen der Schwestern, die sich über das Geräusch des Wassers erheben, das auf die Plastikbahre klatscht, auf meine Haut und auf die seegrünen Kacheln um mich herum. Die Schwester, die gesungen hatte, schreit auf, als sie einen Wachlappen aufhebt.

»Eins habe ich vergessen, Ihnen zu sagen. Sie müssen immer daran denken, den Luftröhrenschlauch mit einem gefalteten Lappen abzudecken. Wir wollen doch nicht, dass sie uns ertrinkt. Gott behüte!«

Sie legt den Lappen über die Röhre, und ich spüre, dass ich jetzt nur noch durch Mund und Nase atmen kann.

»So, drehen wir sie auf die Seite und spritzen ihr rasch auch noch den hässlichen Hintern ab.«

Ich spüre wie mein Körper herumgerollt wird, als wäre er ein Stück Brotteig. Eine Schwester hält meine Füße fest, während die andere gegen meinen Rücken drückt. Sie bringen mich in eine halbsitzende Position, und gerade als sie mich umdrehen wollen, sehe ich aus den Augenwinkeln meine linke Hand. Mir fallen meine Finger auf. Zuerst kann ich mich nur darauf konzentrieren, wie dünn die Finger sind und wie fest sie sich in das Fleisch meiner Hand bohren. Dann bemerke ich, dass etwas fehlt: mein Ehering. Kein goldener Ring, nur marmorweiße Haut, die sich straff über die Knochen zieht."

Sie setzt sich zur Wehr:

„Die Krankenschwester kam an mein Bett. Sie trug eine Brille und hatte eine makellos weiße Uniform an, über der sie eine durchsichtige Plastikschürze trug. In meinem Kopf überschlugen sich die verschiedenen Möglichkeiten.

Sie hielt diesen Stock, als sei er ein Messer. Ich traute der Sache nicht. Jedes Mal, wenn jemand etwas tat – irgendetwas –, hatte ich Schmerzen. Lächelnd streifte sie über jede Hand einen Gummihandschuh. Dämliche Idiotin, dachte ich. Muss ihr erster Tag sein – deshalb redet sie auch mit mir.

Sie kam dicht an mich heran und ich schrie. »Keine Angst«, sagte sie, »ich werde Ihnen nicht weh tun. Sagen Sie mir einfach Bescheid, wenn Sie Schmerzen haben.«

Während ich weiter schrie, schob sie den Stock und zwei ihrer Finger in meinen Mund. Ich werde denen alle eine Lektion erteilen, dachte ich. Und dann hörte ich eine andere Stimme in meinem Kopf sagen: »Das ist nicht nett.« Scheiß auf nett, dachte ich.

»Ich werde jetzt mit den Fingern ihren Mund abtasten und Ihre Zähne überprüfen. Wenn Sie spucken müssen, lassen Sie es mich einfach wissen.«

Ich spürte ihre Finger in meinem Mund. Sie drückte meine Zunge mit dem Stock herunter, betastete meine Kiefer und fing an, gegen meine Zähne zu klopfen. Ich schätze, sie überprüfte, welche von ihnen gereinigt werden mussten, aber ich hatte keine Geduld mit ihr. Schließlich war einen Tag zuvor mein Mann da gewesen und hatte bewiesen, dass er sich nur für sein Golfspiel interessierte. Meine Tochter schien mich nicht zu kennen.

Ich wartete, bis die Krankenschwester ihre Finger tief in meinen Mund geschoben hatte. Ich spürte die Spitze des Fingers auf meiner Zunge. Sie beugte sich über mich, und ihr Gesicht war ganz nah an meinem. Das war der Augenblick, in dem ich so fest zubiss wie ich nur konnte. Mit diesem Biss, dachte ich, rechne ich mit allem ab. Aller Zorn und Groll, den ich darüber empfand, dass meine Familie mich im Stich gelassen hatte und die Leute um mich herum mich behandelten, als sei ich weniger als ein Mensch, gingen in diesen Biss ein. Ich biss zu in dem Bemühen, ihr mitzuteilen, dass ich ihre Finger nicht in meinem Mund haben wollte.

Die Krankenschwester machte große Augen, riss den Mund auf und sprang von mir weg, während sie einen markerschütternden Schrei ausstieß und rief: »Sie haben mich gebissen!«

Ach wirklich, dachte ich. Sie streifte ihre Gummihandschuhe ab und lief hinaus. Ich hörte sie noch brüllen: »Die in C-41 hat mich gebissen!« Ich lächelte, zufrieden darüber, dass ich an diesem Tag etwas zustande gebracht hatte.

Damit begann meine neue Karriere – die Suche nach Mitteln und Wegen, um die Menschen darauf hinzuweisen, dass ich bei Verstand war.“

Julia Tavalaro[1]

1 Entnommen aus: Julia Tavalaro, Richard Tayson (2006). Bis auf den Grund des Ozeans, 11. Aufl. Freiburg: Verlag Herder

- Versuchen Sie, die Sicht der Pflegenden in der beschriebenen Situation zu vertreten.

- Versuchen Sie, die Sicht der Patientin in der beschriebenen Situation zu vertreten.

- Was könnten Sie als Pflegende tun, damit sich eine Patientin nicht dieser Mittel und Wege bedienen muss?

- Versuchen Sie nun, die von Julia Tavalaro beschriebene Situation unter dem Aspekt der Persönlichen Erlebnisweisen (PE) zu klassifizieren. Tragen Sie diese in die Grafik ein und leiten Sie dann ein **übergeordnetes Lebensthema** daraus ab!

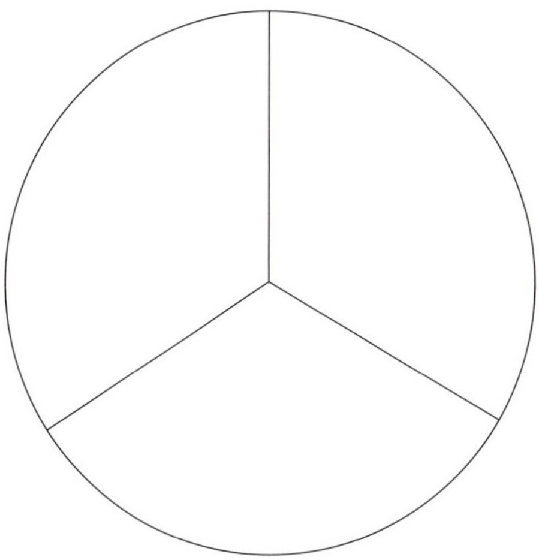

ZENTRALES LEBENSTHEMA

- Eine schreckliche Erfahrung wurde gemacht – unbemerkt von den Pflegenden.
  - Was geht Julia Tavalaro wohl dabei durch den Kopf?

Nacht im Krankenhaus

„Es ist seltsam, die ganze Nacht bin ich wohl im Büro geblieben. Immer wieder rüttelt mich jemand, packt mich am Arm, drückt eigentlich viel zu fest und dann klingelt das Telefon oder das Faxgerät, nein, es ist das Faxgerät, denn ich höre anschließend den Drucker rattern. Ich erinnere mich aber überhaupt nicht, ob ich auf Nachrichten warte, an was ich eigentlich arbeite. Müde bin ich, einfach nur entsetzlich müde ...“

Sie stehen neben dem Bett dieses Patienten und kontrollieren sein aktuelles Befinden, messen seine Vitalzeichen und halten alles in der Pflegedokumentation fest. Der Patient hingegen erlebt aus seiner Perspektive die Welt, dieselbe Situation ganz anders als Sie. Die ihn umgebenden Eindrücke und Geräusche, die an ihm vollzogenen Handlungen, interpretiert er nach seinem Erfahrungs- und Erlebnishintergrund. Daher stellt er sie in einen anderen Zusammenhang.

Suchen Sie nach Möglichkeiten, ihm ihre Welt begreifbar und erfahrbar zu machen!

- **Sie könnten Folgendes *tun*:**

- **Sie könnten Folgendes *sagen*:**

▶ **Versuchen Sie, diese Situation hinsichtlich der persönlichen Kräfte, hinsichtlich der emotionalen Einfärbungen einzuordnen.**

- **Welche sind wahrscheinlich?**
- **Tragen Sie sie in die Grafik ein und leiten Sie dann ein Lebensthema daraus ab!**

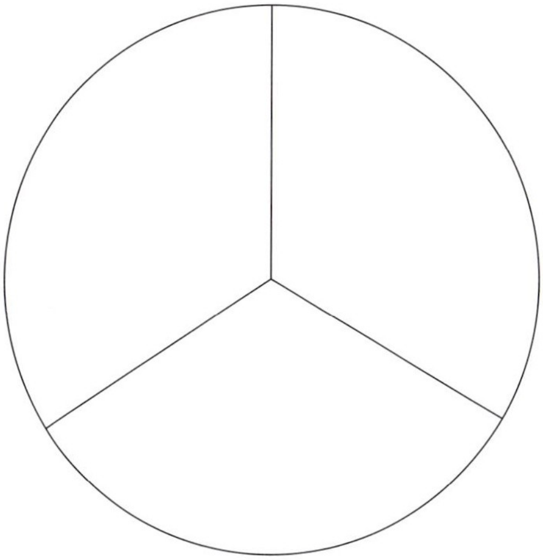

ZENTRALES LEBENSTHEMA

Das Baby muss ausgezogen werden

Vor Ihnen sitzt eine Mutter, deren Sprache Sie nicht kennen und schon gar nicht sprechen können. Sie hält ein schreiendes, sichtlich verzweifeltes Baby fest an sich gedrückt. Sie müssen das Kind von der Mutter jetzt übernehmen und es entkleiden, damit es untersucht werden kann.

▶ **Was würde der Säugling in dieser Situation wohl „sagen"?**

▶ **Woran können Sie Angst, Wut oder Schmerz beim Baby unterscheiden?**

▶ **Wie können Sie dem Kind helfen, mit der Situation und den Notwendigkeiten besser zurecht zu kommen?**

Wie könnte Ihre Initialberührung des Kindes aussehen?

Welche Pflegephänomene kommen bei dem kleinen Säugling zum Tragen?

- **Notieren Sie sie in der Grafik!**
- Leiten Sie ein Lebensthema daraus ab!

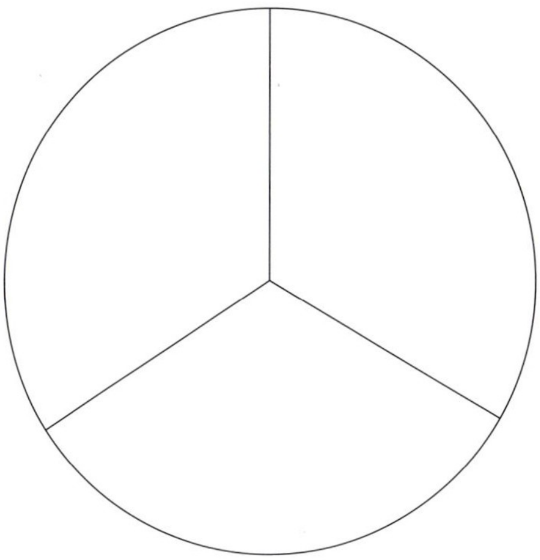

ZENTRALES LEBENSTHEMA

Bei den Tuareg

Sie waren unterwegs, es war anstrengend. Mühsam öffnen Sie die Augen und erkennen verhüllte Gestalten, die sich über Sie beugen. Wo sind Sie?

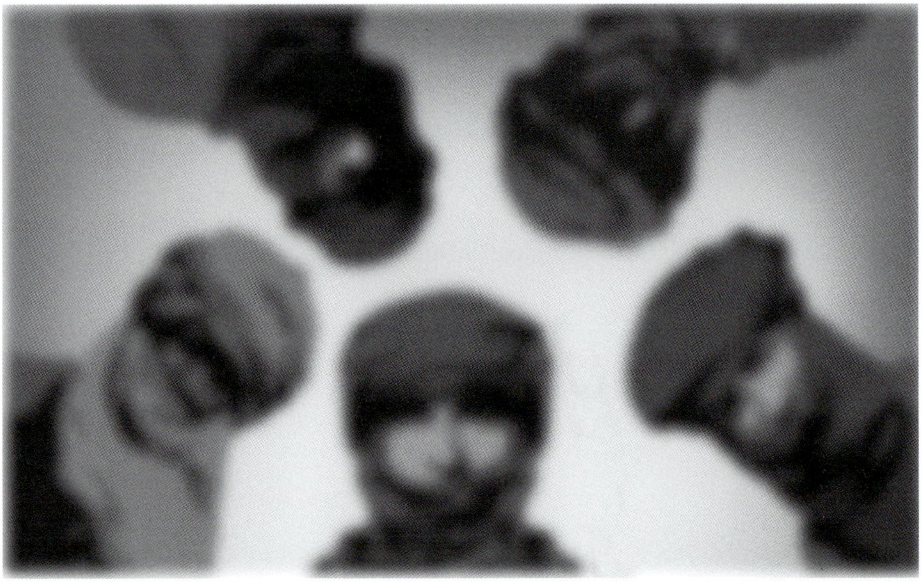

Vielleicht haben Sie eine ähnliche Situation schon einmal erlebt.

- **Wie „sortiert" man in dieser Lage seine Gedanken?**

Welche Fragen stellt man sich?

Was würden Sie sich in einer solchen Situation wünschen?

Erkennen Sie in dieser Situation Erlebnisweisen, die den Betroffenen leiten? Welches Lebensthema können Sie aktuell formulieren?

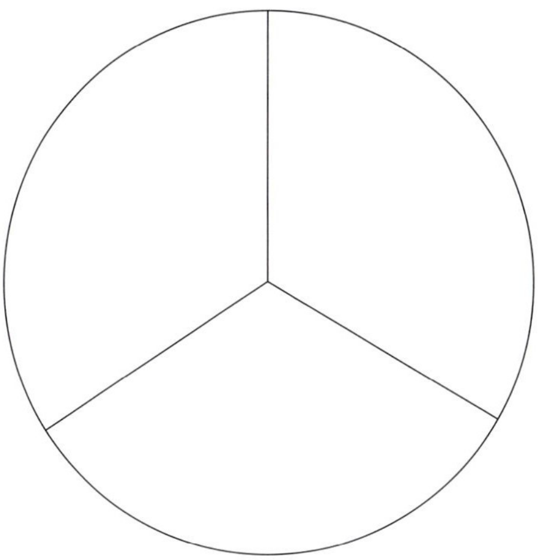

ZENTRALES LEBENSTHEMA

Frühstart, aber kein Fehlstart

Gerlinde Rosch schreibt als Fachkraft in der Neonatalpflege: 10 % aller Geburten in Deutschland sind Frühgeburten. Manche dieser neugeborenen Kinder wiegen weniger als 500 g bei einer Schwangerschaftsdauer von nur etwa 24 Wochen.

Diese Kinder werden geboren mit der Unsicherheit, ob Leben extrauterin für sie überhaupt möglich sein wird, ob Atmung und Herzschlag ohne die lebensnotwendige Nabelschnur funktionieren. Der Fortschritt der Medizintechnik, die Entwicklung der Medikamente und eine liebevolle, wertschätzende Betreuung sichern meist jedoch das Überleben.

Alles Menschenmögliche wird zum Überleben dieser Kinder unternommen, dabei ist ein gut qualifiziertes, interdisziplinäres Team von enormer Bedeutung. Kommunikation und eine funktionierende Interaktion ist für das Team das Grundelement bei der Begleitung der Frühgeborenen und ihrer Familien.

Die Begleitung und Unterstützung stellt an uns Fachkräfte besondere Herausforderungen:

Ein Optimum an Personal ist bei der Erstversorgung des Kindes bereitgestellt und das technische Equipment ist vollständig und funktionsfähig. Bei allen Beteiligten gilt, dass die Erstversorgung einen besonders hohen Stellenwert hat. Dem Team der Erstversorgung wird organisatorisch der „Rücken freigehalten“.

Zeit geben

Das Frühgeborene benötigt Zeit, um sich an die extrauterine Welt zu adaptieren! Das bedeutet, der kindliche Organismus muss sich nach dem Abnabeln an die Bedingungen außerhalb des Mutterleibes anpassen. Diese Aufgabe kommt für das Frühgeborene eigentlich noch viel zu früh, alle Organe sind unreif und noch nicht auf ein extrauterines Funktionieren eingestellt!

Die große Aufgabe für das Kind heißt: „umstellen“! Dazu braucht das Frühgeborene Zeit und vor allem Ruhe, Geborgenheit und Vertrauen.

Nach jahrzehntelangem, oft hektischem Aktionismus bei der Erstversorgung Frühgeborener ist ein Sinneswandel eingetreten, unsere Haltung hat sich verändert:

Nicht mehr bestimmen Aufregung, Sorge, Aktion unser Handeln, wir trauen unseren Frühgeborenen diese Anpassung an die neue Lebenssituation zu! Wir setzen auf die Kräfte des Kindes bei dieser Adaption. Wir gehen mit einer Haltung und Stimmung: „Dieses Kind schafft es, dieses Kind wird atmen, das Herz wird schlagen“ mit dem Kind in einen gut vorbereiteten, warmen und ruhigen Raum.

Unsere Angst hat Vertrauen und Zuversicht Platz gemacht. Unsere Hektik hat sich in „Entschleunigung“ verwandelt.

Für Ruhe sorgen

Ruhe insgesamt, vor allem aber unsere eigene innere Ruhe ist sehr wichtig.

Sanft wird das Frühgeborene von der Hebamme in das vorbereitete Nest gelegt, dabei wird es mit leiser Stimme begrüßt und behutsam aus den fruchtwassernassen Stoffwindeln ausgewickelt und in eine weiche, warme und kleine Stoffwindel eingewickelt. In einem warmen und weichen Nestchen wird das Frühgeborene in Embryonalstellung gehalten und die Eigenatmung wird mit einer nicht-invasiven Atemhilfe (Perivent) unterstützt.

Nur gehalten werden

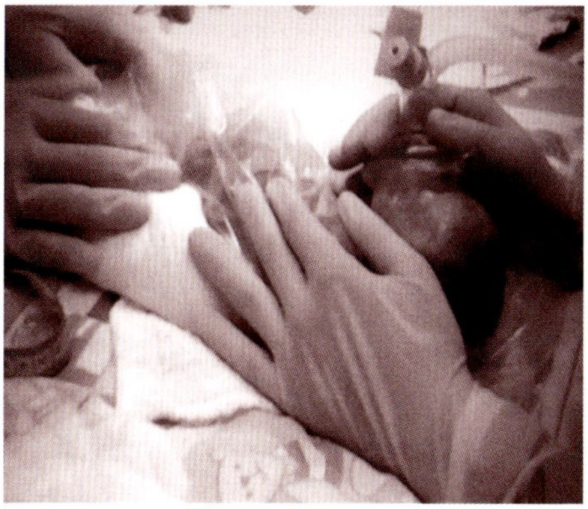

Geborgenheit und Sicherheit werden durch Berührung und Stimme vermittelt – wir versuchen etwas von der intrauterinen Situation für das Kind noch spürbar zu machen! Es wird nichts am Kind gemacht, nur mit leisen ruhigen Worten werden positive Suggestionen erzählt: Willkommen, du bist da! Wir freuen uns! In dieser Zeit passiert nichts von außen: das Frühgeborene darf sich umstellen, in sicherer wohliger Atmosphäre. Kein Funken an Angst, Unsicherheit ist zu spüren. Wir lassen das Kind! Dazu brauchen wir unsere professionelle Gewissheit: Wir alle können fachlich viel und auf hohem Niveau, benötigen die aber nur aber nur dann, wenn der kleine Mensch „es" braucht. Dabei liegt die Betonung auf wirklich „braucht"! Wer Geborgenheit spürt, ist stark! Wer sie vermittelt, gewinnt! (unbekannter Verfasser)

Zum Nachdenken und Diskutieren:

Da hat ein Team einen Paradigmenwechsel vollzogen. Benennen Sie diesen mit einigen wenigen Stichworten:

- Dazu mussten einige Professionelle auch auf Vertrautes verzichten. Welcher Verzicht würde Ihnen am schwersten fallen?
- Lässt sich das pflegerische Vorgehen auch auf andere Patientengruppen übertragen? Versuchen Sie Beispiele zu finden.

Kinderängste

Simeon Todorow schildert schon 1978 sehr anschaulich die Situation eines schwer traumatisierten Kindes auf der Intensivstation.

„Das Kind findet sich plötzlich in einer fremden, seltsamen, bedrohlichen Welt. Wo ist es? Was ist geschehen? – Es ist unerklärlich! Die traumatische Amnesie hat eine Kluft geschaffen, die unüberbrückbar ist.

Das Kind liegt im Bett, an allen vier Gliedern gebunden. In seinem Hals liegt ein Rohr – es kann nicht sprechen. Es kann nicht schreien, es kann nicht einmal stöhnen. In ihm stecken (Mund, Nase, Harnröhre, Anus) mehrere Schläuche. Andere ähnliche Gebilde haften an verschiedenen Körperstellen (Infusionen, EKG-Ableitungen usw.). Blasbälge (Respiratoren) pusten angestrengt. Rote Augen (Kontrolllämpchen) zwinkern, grüne Schlangen (Oszillographen) winden sich, andere (Kaltvernebler) speien Dampf entgegen. Qualvoll stöhnende, menschenähnliche Gestalten liegen umher; andere, eigenartig angezogene (manche auch maskiert) gehen hin und her, tun und sprechen merkwürdige, unverständliche Dinge.

Niemand interessiert sich für das Kind, niemand wendet sich ihm zu, niemand spricht es an. Wenn jemand an sein Bett herantritt, dann nur, um eine von diesen seltsamen und unangenehmen Dingen zu tun: ihm einen saugenden Schlauch in Mund oder Nase zu stecken, und es dadurch zum Würgen und Husten zu bringen oder ihm mit den Händen auf die Brust zu klatschen oder ihm ein gelbes, trübes Ding (Sondennahrung) in die Nase zu spritzen.

Wenn es sich herumwälzt und aufbäumt, versucht, sich von den Fesseln zu befreien, sich zu wehren, dann kommt ein Stich (Sedierungsspritze); die Nebel fallen tiefer, und alles schwindet wieder.“

Simeon Todorow[2]

2 Entnommen aus: Simeon Todorow, *Hirntrauma und Erlebnis*, Verlag H. Huber, Bern

Wie könnten Sie einem Kind helfen, aus seiner erlebten Schreckenswelt herauszukommen?

Was davon lässt sich auf Station relativ einfach umsetzen?

Gibt es im Umgang mit den kleinen Patienten seit 1978 Veränderungen? Fragen Sie Ihre erfahrenen Lehrerinnen, Lehrer oder Kollegen und Kolleginnen!

Versuchen Sie, die von Simeon Todorow beschriebene Situation aus Sicht des kleinen Patienten wahrzunehmen.

- **Was erlebt wohl dieses Kind und welches Lebensthema würde Ihr professionelles Handeln leiten?**

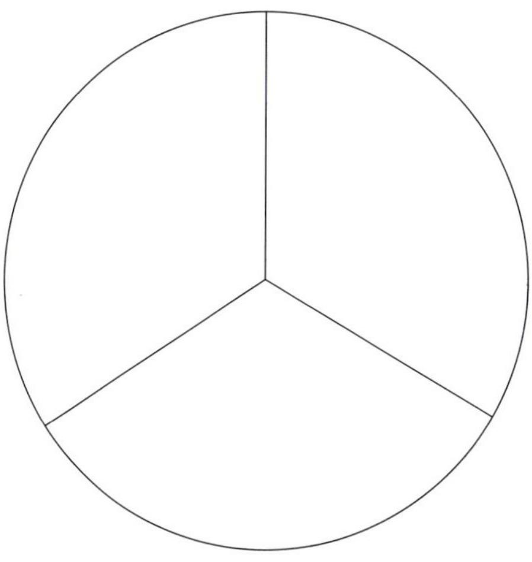

ZENTRALES LEBENSTHEMA

Der Fröhlich-Effekt: mobil – immobil

Die nächste Doppelseite kann Ihnen einen ungefähren Eindruck davon geben, wie es ist, wenn man etwas sieht, das andere nicht sehen – wie es ist, wenn man beginnt, zu halluzinieren.

Schlagen Sie die Folgeseiten mit dem Trugbild auf. Halten Sie es so vor die Augen, dass Ihr gesamtes Gesichtsfeld damit ausgefüllt ist. Sorgen Sie dafür, dass das Bild während Ihres Versuchs gut beleuchtet ist. Blicken Sie nun ruhig und konzentriert, ohne die Augen wandern zu lassen, auf die Fläche. Schauen Sie einfach geradeaus. Nach ein bis zwei Minuten nehmen Sie etwas wahr. Es kommt etwas ins Bild. Sehen Sie genau hin – Ihr Gehirn sorgt jetzt für Bewegung und „Unterhaltung" → **(vgl. Kap. 4.8, Basale Stimulation in der Pflege. – Die Grundlagen. Bern: Hogrefe 2016). (s. Arbeitsblatt S. 90).**

▶ **Was konnten Sie bemerken? Schildern Sie Ihre Eindrücke und nutzen Sie ggf. unsere einleitenden Sätze:**

- *Die Punkte begannen …*
- *Sie haben sich …*
- *Dazu kam …*

(Größere Darstellung der Abbildung siehe auch am Schluss des Werkes).

Bett und Umgebung

- Auch wenn Sie sich nicht „künstlerisch“ begabt fühlen – zeichnen Sie zu dem einen Bett auf den Folgeseiten all das, was zu Ihrer persönlichen Schlafumgebung gehört. Das andere Bett versehen Sie mit den Utensilien und der Ausstattung, die in Ihrer beruflichen Umgebung zu einem Bett gehören.

- Anschließend betrachten Sie die Bettbilder im Kollegenkreis oder innerhalb Ihrer Klasse. Diskutieren Sie über die Anforderungen, Gewohnheiten und Notwendigkeiten, die die verschiedenen Bettumgebungen aufzeigen und versuchen Sie, diese zu begründen. Sicherlich fallen dabei Bemerkungen wie: „Das war schon immer so“ und „Da könnte ja jeder kommen“. → (vgl. Kap. 8.1, Basale Stimulation in der Pflege. Die Grundlagen).

- Stellen Sie sich nun hinsichtlich der Schlafumgebungen die Frage: „Was nutzt wem etwas?“ Tragen Sie Ihre Antworten und Zuordnungen in die unten stehende Tabelle ein!

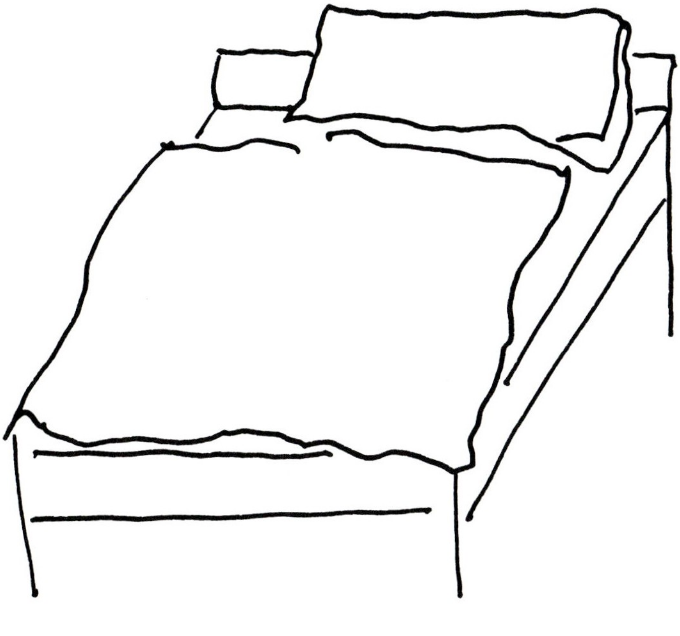

Das Bett und seine Umgebung	Patient	Pflegende

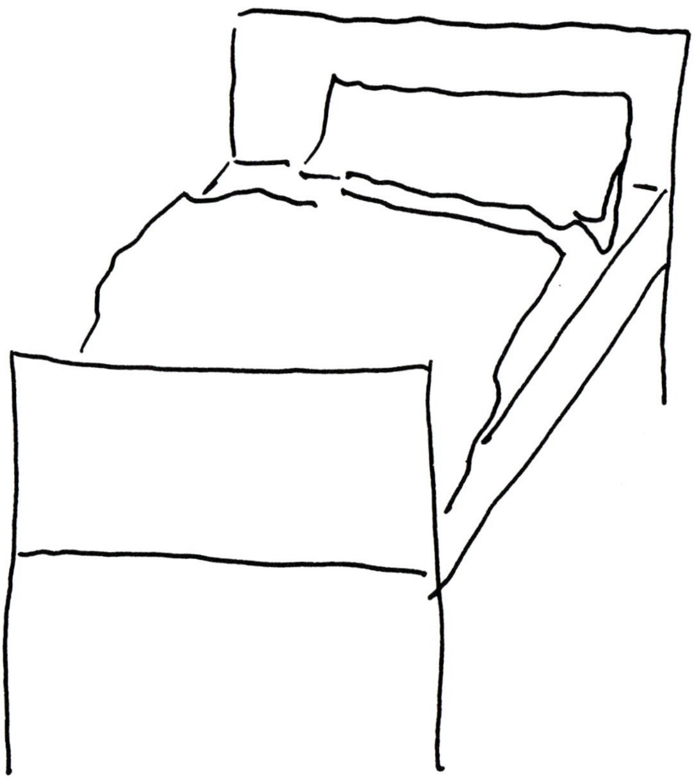

Reine Routine, nichts als Routine!

Ein Erfahrungsbericht

Der Autor des folgenden Erfahrungsberichtes, Thomas Buchholz, ist selbst ausgebildeter Krankenpfleger. Aufgrund seines Berufes hat er einen klareren, schärferen Blick als manch „gewöhnlicher“ Patient auf die von ihm geschilderten Abläufe während einer Untersuchung im Krankenhaus.

Mit einer freundlichen Begrüßung werde ich im Sekretariat des Chefarztes empfangen: „Oh, hier sind Sie falsch. Ihr Termin zur Knochenmarkspunktion findet im gelben Gebäude gegenüber statt. Aber warten Sie – ich rufe kurz dort an.“

Nun erfahre ich, nach längerem Läuten des Telefons, dass wieder niemand abnimmt, wie üblich. Na ja, denke ich und mache mich auf den Weg in die Hämatologie. Ankommen, anklopfen, abwarten und eintreten. „Guten Morgen, ich habe um 9.00 Uhr einen Termin bei Dr. G.!“ Kein Blick, der mich willkommen heißt, keine verbale Begrüßung. Schließlich: „Einen Augenblick, bitte!“ Geschäftig schreiben die beiden Damen hinter dem Tresen des Empfangs, sprechen miteinander und lassen mich außen vor. Nach fünf Minuten werde ich als erstes nach meiner Überweisung gefragt, die bereits bei der Anmeldung den Unterlagen meines Hausarztes beigefügt wurde. „Bitte warten Sie draußen!“ Es bleibt genügend Zeit zum Lesen eines Geo-Artikels über Autismus. Ein Pfleger, breitschultrig und übergewichtig, geht schweren Schrittes durch den Flur. Endlich! Die Tür des Arztzimmers öffnet sich. Persönlich werde ich vom behandelnden Arzt freundlich in Empfang genommen. Ein erster Kontakt zu dem Menschen, der später mit einer Stanze in meinen Körper eindringen wird. Ist es wirklich nur mein Körper? Schließlich wird er bis aufs Mark in mich vordringen.

Ein echtes Interesse an meiner Krankengeschichte ist spürbar. Eine eingehende körperliche Untersuchung folgt, mit sorgfältiger Aufklärung über den Ablauf der diagnostischen Maßnahme. Keine Informationen, weshalb er mich jetzt abtastet. Er fasst mir an den Hals, die Achselhöhlen und Leisten. Ein merkwürdiges Gefühl, wenn einem jemand an den Hals geht. „Keine Lymphknotenschwellungen“, sage ich, was er bestätigt.

Mit der Information, nach der Blutentnahme, im anderen Gebäude die Punktion zu erhalten, gehe ich zurück in den Warteraum. Erneut eine interessante Beobachtung: Eine Patientin tritt in die geöffnete Tür des Empfangs und wird zurückgewiesen, da bereits ein Patient im Raum steht. Diskretion! Prima denke ich, sicher wird sie gleich hineingebeten. Artig und ein wenig verunsichert wartet die Frau. Nach etwa sieben langen Minuten fragt sie andere wartende Patienten, ob sie wohl eintreten dürfe. Niemand am Empfang hat sich, nach der Bitte draußen zu warten, darum gekümmert, dass noch jemand wartete. Unsicher klopft sie an und tritt ein.

Wieder öffnet sich die Tür und der gemächlich gehende Pfleger durchschreitet den Gang. Führt er Botengänge durch? Ist er dazu nicht etwas zu „teuer“? Es gelingt mir, einen weiteren Artikel über die Besteigung des Morrallón in Patagonien zu lesen. Die Härte eines Glowacz und Jaspers faszinieren mich. Kann ich diese ebenso aufbringen, wenn sich das Instrument in mein

Becken bohrt? Ich denke schon, ja, bin sogar fest davon überzeugt!

Was aber macht mir das ungute Gefühl?

Wie wird es sich anfühlen?

Die Angst vor einer negativen Diagnose kann es nicht sein. Meine feste Überzeugung ist, dass ein genetischer Faktor meine Blutbildveränderung verursacht hat. Ich bin optimistisch; aber dennoch, ein Gefühl des Unwohlseins beschleicht mich. Ich selbst beginne mich ein wenig zurückzuziehen, einem Autisten gleich, weil mir die Atmosphäre in dem Warteraum etwas trostlos erscheint.

Ist es, weil ich auf der anderen Seite stehe? Die Klinik aus der Perspektive des Patienten wahrnehme?

Hängt es mit dem Gefühl zusammen, in einem „Kranken-Haus" zu sein? Und wenn ja, was ist daran krank?

Erneutes Aufgerufenwerden. Die Arzthelferin, Krankenschwester oder Laborassistentin – ihre Qualifikation ist für mich nicht ersichtlich – bittet mich, Platz zu nehmen. Ein nettes Gesicht, aber irgendwie ohne Ausdruck, leer, ganz auf die Routine bedacht. Ich sehe vier Blutröhrchen, eine Butterfly-Kanüle und ahne, was kommen wird. Zum Glück, denn über die Blutentnahme informiert werde ich nicht. Wozu auch, ich sehe ja, was auf mich zukommt: Ich muss Blut lassen!

Eine bekannte, notwendige Routine sage ich mir: Nicht dramatisch. „Bitte eine Faust machen." Die Ellenbeuge wird kalt. Der Einstich erfolgt; die Röhrchen füllen sich nacheinander; die Entnahme ist beendet. Das entnehme ich der wortkargen Äußerung: „Bitte drauf drücken! Sie können dann rüber gehen zur Punktion."

Unwissend, wohin ich genau soll, antworte ich wortkarg. „Was heißt rüber gehen?" „Am Haupteingang links, dann wieder links und nach rechts." Irgendwie fehlt mir als Anhaltspunkt der Name der Abteilung, in die ich gehen soll. Aber ich kenne mich ja aus, vermute zu wissen, wo ich ankommen werde.

Tatsächlich, der grüne Flur ist mir bekannt. Früher befand sich auf dieser Ebene die Ambulanz der Chirurgie und der Inneren. Es hat sich nichts verändert seit meiner Zeit als Krankenpflegeschüler im Jahre 1978.

Doch, das unattraktive Grün der Tapete ist an manchen Stellen der Länge nach unterbrochen. Risse an den Wänden sind sichtbar. Die Stoßleisten an den Wänden abgesplittert. Kein Bild an der Wand, nichts, was einem ein wenig Abwechslung böte beim Warten auf die Untersuchung.

Die Unebenheiten des Estrichs schütteln die sedierten Patienten hörbar durch. Zwei Damen schlafen im Bett auf dem viel zu engen Flur. Ein junger Mann liegt auf einer Ambulanztrage. Die Trage ist auch noch dieselbe. Es hat sich doch nichts verändert seit 25 Jahren. Oder?

Was tun? Kein Empfang. Niemand, der sich verantwortlich zeigt, die zur Untersuchung bestellten Neuankömmlinge zu begrüßen und ihnen das weitere Procedere zu erklären. Ich erkenne dieselben Patienten der Hämatologie wartend im Flur. Sie sitzen in einer Reihe im Gang, schauen auf die schmutzig grüne Wand und die Türen aus Metall und grauem Kunststoff.

Hier bin ich richtig! Es wird schon jemand kommen, denke ich, nehme Platz und die aktuelle Ausgabe der Krankenhauszeitschrift in die Hand. Zufällig schlage ich die Seite 26 auf und wundere mich über die Abbildung eines Patienten in der Steinschnitt Lage, mit Endoskop im Anus.

Wie ist das mit der Würde des Menschen? Gut, nichts von seinem Gesicht ist zu sehen, aber ansprechend wirkt dieses Bild nicht auf mich. Vielleicht werde ich ja auch so von hinten abgelichtet, denke ich bei mir. Sind diese Beobachtungen ein Teil der „Schwäche in der Strukturqualität der Abteilung", von denen der interviewte Arzt in dem Artikel spricht?

Ah, ein vertrautes Gesicht: Der stämmige Pfleger. Er geht in gewohntem, gemächlichem Schritt den langen Flur entlang, Richtung OP, verschwindet aber links um die Ecke. Erneut ein bekanntes Gesicht. Der in der Zeitschrift abgelichtete, „ausbildungsberechtigte" Arzt läuft in grünem Oberteil, gesenkten Hauptes vorbei. Er *wirkt, als ob er während des Gehens ganz in die Optik des Endoskops versunken ist. Kein Blick, keine Begrüßung für die Personen, die er später vielleicht von innen kennenlernen wird.*

Eine ca. 75-jährige Dame wird mit der Ambulanztrage aus dem Untersuchungsraum in den Flur geschoben.

Eine Krankenschwester geht vorbei, kommt aber nicht weit, da ein Kunde sie anspricht. „Entschuldigen Sie, ich möchte einen Termin zur Koloskopie vereinbaren." Sie: „In der Chirurgie oder der Inneren?" Er: „Ja, ich weiß nicht, vielleicht in der Inneren. Dort geht es vielleicht schneller, und ich war schon einmal da, beim Professor." Sie: „Ja, ich weiß auch nicht." „Wollen Sie jetzt in die Chirurgie oder die Innere? Nehmen Sie doch einfach einmal Platz." Die Krankenschwester läuft weiter. Ihr langer, gebundener Zopf schaukelt rhythmisch, als sie links um die Ecke verschwindet. Geduldig nimmt der Herr Platz.

Mittlerweile sitze ich seit ca. 20 Minuten dort, lese und beobachte das interessante Geschehen. Eine Schülerin bringt eine Patientin im Rollstuhl sitzend zur Endoskopie. Was ist das für ein weißes Horn, das da aus ihrer Schulter wächst, frage ich mich. Ein genauerer Blick verrät mir, dass ein ZVK liegt, der mit einem Schlauchverband überzogen ist.

Ein Pfleger kommt aus dem Untersuchungszimmer, geht auf die liegende 75-jährige Dame zu: „So junge Frau, Sie können jetzt aufstehen. Schön langsam, damit der Blutdruck nicht verrücktspielt", sagt er in einem scheinbar witzigen Unterton. Die Dame erhebt sich, noch ein wenig benommen von der Gastroskopie. Sie möchte die Ergebnisse der Untersuchung erfahren. Der Pfleger begleitet sie in das Arztzimmer. Von dort ist später auf dem Flur gut zu vernehmen, wie der Arzt sie über das Gesehene im Innern ihres Körpers aufklärt.

Die Schülerin, die die Patientin im Rollstuhl brachte, ist sich sichtlich unsicher. Sie weiß nicht, wen sie ansprechen soll, an wen sie ihre Patientin übergeben soll. Der aufklärende Arzt kommt aus dem Arztzimmer, verschwindet aber gleich wieder im Untersuchungsraum. Als er wieder heraus kommt, spricht sie ihn an. Er ganz in Eile: „Ich weiß nicht, zu wem Sie müssen. Wie ist der Name?" Ein kurzer Augenblick des Nachschauens im Untersuchungsprogramm und es ist klar, die Patientin kommt zu ihm.

Die Schülerin verabschiedet sich von ihrer Patientin, berührt sie an der Schulter, streichelt ihr die Wange. Sie ist die erste Person am heutigen Tage, die Anteil nimmt an einer Situation. Sie verabschiedet sich, wünscht der Frau alles Gute und verspricht, sie später abzuholen. Plötzlich tauchen andere Mitarbeiterinnen aus den Sälen auf. Der Flur wird lebendig. „Frau M., Sie werden jetzt gleich abgeholt!" Kurze Zeit später wird Frau M. von zwei Mitarbeiterinnen über den viel zu engen Flur geschoben. Erneutes Poltern beim Überrollen des unebenen Bodens. Eine weitere Patientin wird von ihrem Partner im Rollwagen geschoben. Sie, noch halb dösend, erschrickt, als der ungefederte Wagen über die Unebenheiten rattert.

Nun, da so viele Personen auf dem Flur sind, nutzt der Kunde seine Chance, einen Termin zu vereinbaren. Er steht auf, klopft an eine Tür und siehe da, er bekommt seinen Termin. Allerdings nicht von der Frau mit dem Zopf. Sie ist seit dem kurzen Gespräch nicht mehr aufgetaucht.

Gespräche des Personals hallen über den Flur. Auch ich ergreife die Chance, meine Untersuchungspapiere los zu werden. Prima, ich bin am richtigen Ort!

Eine Mitarbeiterin spricht im Gehen mit einer ziemlich aufgeregten Frau, die den Tränen nahe ist: „Das hätte Ihnen Ihr Mann doch sagen können, dass die Untersuchung verschoben wurde. Ihr Mann ist jetzt auf der Station E und kommt morgen dran", sagt die ein Gerät schiebende Mitarbeiterin. Die Frau antwortet: „Mein Mann kann doch gar nichts sagen. Er hatte doch einen Schlaganfall und kann nicht sprechen. Warum hat mir die Dame in der Ambulanz denn nicht gesagt, dass die Untersuchung hier oben sein wird. Ich habe nun eineinhalb Stunden in der Ambulanz gewartet, bin auf und ab gegangen und niemand hat mir Auskunft geben können, wo ich meinen Mann finde. Ich habe gewartet, bis jemand kommt, und hätte nicht der Sanitäter bei Ihnen angeru-

fen, würde ich jetzt noch dort unten warten und wüsste immer noch nicht Bescheid." „Ja, aber sie können beruhigt sein, Ihr Mann ist erst morgen dran", sagt die Mitarbeiterin freundlich.

Ich frage mich, wann ich dran bin. Und denke darüber nach, ob diese Frau arm dran ist. Dran sein, welch ein umgangssprachlicher Begriff im Kontext diagnostischer Maßnahmen, die über den Gesundheits- bzw. Krankheitszustand eines Menschen entscheiden!

Jetzt geht alles ganz schnell. Mein Arzt taucht auf, ruft einen Patienten in den Untersuchungsraum. Die schwere Schiebetür wird zugeschoben. Rumms!

Eine weitere Patientin wird gebracht, eine abgeholt. Alles verläuft weitgehend ohne große Ansprache. „Wir bringen Sie jetzt in Ihr Zimmer", sagen die einen, „Wir holen Sie nachher ab", die anderen. Gerade so passen die Betten aneinander vorbei. „Hoppla", das Bett stößt an die Wand, kurz bevor es über die unsichtbare Bodenwelle donnert.

In der Zwischenzeit lese ich in der hausinternen Zeitschrift einen sehr interessanten Artikel über Sterbebegleitung: „Wirklich auf den Patienten einzugehen, auf sein Leiden, seine Gefühle, und nicht daran vorbeizureden oder vorbeizuplanen - dies muss heute als Basisqualifikation angesehen werden ..." Weiter unten lese ich, was ich deutlich beobachten konnte: „Gerade bzgl. der Kommunikationskompetenz besteht m. M. nach noch ein Nachholbedarf im Rahmen der Ausbildung."

Im Rahmen der Ausbildung? Heute zeigte gerade die Schülerin als bisher einzige Person wirkliche Achtung und Wärme im Umgang mit der Patientin.

Nun bin ich an der Reihe. Im Liegen streife ich mir die Hose vom Becken. Eine genaue Erklärung erfolgt, zwar ein wenig zeitverzögert, denn es ist schon kalt, als das Desinfektionsmittel auf meine Haut trifft.

Dr. G. spritzt das Lokalanästhetikum, einfühlsam und dabei erklärend. Mir gibt das Sicherheit. Ob es anderen Patienten ebenso geht? Er bereitet die benötigten Utensilien vor. Ohne Ankündigung erfolgt die erneute Desinfektion durch die Assistentin. „Warum desinfizieren Sie nochmals, ich habe doch schon desinfiziert", fragt Dr. G. „Reine Routine", antwortet die Endoskopiepflegende.

Der kleine, brennende Schnitt, ein spürbarer Druck und dann das Gefühl das Mark ausgesaugt zu bekommen. Die Knochenmarkspunktion ist unangenehm, aber auszuhalten, da ich jeden Schritt erklärt bekomme und nachvollziehen kann. Nach kurzer Zeit das Ende der Untersuchung; ein schnelles Gespräch über einen Termin zur Mitteilung der Ergebnisse.

Dr. G. verlässt den Raum durch die Schiebetür und lässt diese geöffnet. Eine halbe Stunde mit einem festen Tuch unter der Einstichstelle in Rückenlage verweilen. Kein Problem, denke ich und hoffe, nicht auf den abscheulichen Flur geschoben zu werden. Dort wäre ich den Blicken der vorbeilaufenden Menschen ausgesetzt.

Ein Glück, scheinbar darf ich im Raum verweilen. In der Zwischenzeit entsorgt die Endoskopiepflegende stumm die Materialien. Mein Blick streift über die Decke und die Wand. Ich suche nach Anhaltspunkten, die mich ablenken: Über mir der Lüftungsschacht der Klimaanlage. Sofort fallen mir Bilder einer Bekannten ein, die im Zustand nach Reanimation ihre Knochen, ihr gesamtes Skelett durch einen Schacht hat fliegen sehen. Der Blick richtet sich auf die Deckenlampe: Eine Blutspur ca. 5 cm lang. Sieht aus wie ein Wurm, der sich durch die feinen Rippen der Abdeckung zieht. Wer hat hier wohl so viel Blut verloren? Weiter hinten an der Wand, richtet sich der Blick auf ein bronzenes Kreuz. Der obere Teil des Kreuzes ist aus meiner liegenden Position nicht zu sehen. Er wird verdeckt durch die vertikal und horizontal verlaufende Deckenhalterung des geöffneten Wandvorhangs. Irgendwo wirkt das Kreuz jetzt überdimensioniert, fast erschlagend.

Endlich finde ich ein wenig Ablenkung: Ein Bild am Wandschrank zeigt ein Kamel und einen in Rechtsseitenlage schlafenden Kamelhirten. Es fesselt kurz meinen Blick. Höher und weiter hinten an der Wand ist ein eher verschwommenes Haus mit karger Steppenlandschaft und grün-rot-blauen Büschen zu sehen. Stehen die Bilder in einem Zusammenhang? Wie passen sie zu den Tabellen über die Abmes-

sungen der Endoskope? Schön, diese kleine Ablenkung von dem blau gekachelten Einerlei des Untersuchungsraums und seiner tristen Deckenverkleidung.

Plötzlich werde ich durch die Geräusche einer aufgehenden Schiebetür aus meiner Bildbetrachtung gerissen. Eine schlafende Patientin wird vor den Ausgang des Raums geschoben, in dem ich liege, direkt in mein Blickfeld. Interessant sind die weißen Margeriten in den Ohrläppchen der schlafenden Mittsechzigerin. Dezent geschminkte Augen, ein grüner Lidschatten und ein wenig Rouge auf den Wangen, der die durchaus noch glatte Haut der linken Gesichtshälfte verdeckt. Die Patientin schläft tief und fest.

Wo soll ich hinschauen? Die Augen möchte ich nicht schließen, vielleicht würde mich ansonsten ebenso jemand beobachten. So betrachte ich aus Langeweile das schlafende Gesicht. Wo also hinschauen, wenn es nichts Interessantes zu sehen gibt. Gedanken über Schamgefühl und Privatsphäre kommen mir in den Sinn. Wie viel Schutz oder Rückzugsraum braucht ein ambulanter Patient?

Endlich, nach fünf Minuten, hat die Endoskopie-Fachkraft ihre Arbeit beendet und die liegende Patientin entdeckt. Sie schließt die schwere Schiebetür.

Weitere 15 Minuten endloser Langeweile und Nachdenkens: Warum erlebe ich die Situation so bedrückend? Schließlich: „Herr Buchholz, Sie können jetzt gehen.“ Zuvor erhalte ich einen neuen Verband, stehe von der Liege auf und kleide mich an. „Auf Wiedersehen“, sage ich und möchte die Tür öffnen. Diese hakt ein wenig. „Oh, hat uns wieder jemand zugeparkt“, spricht die Fachkraft und schiebt mit kräftigem Druck die Tür zurück, nicht ohne jedoch zuvor einen Blick auf den Flur zu werfen.

Mit einem heftigen Rumms, öffnet sich die Tür, die schlafende Patientin wacht auf, richtet sich auf und schaut irritiert suchend über den Flur. Ich betrachte das von Angst und Erschrecken gezeichnete Gesicht, dessen Unbehagen deutlich zum Ausdruck kommt.

Beim Weggehen kommt mir der Artikel zum „Qualitätsbericht 2004“ in den Sinn, den ich zuvor überflogen habe. Dort steht zu lesen: „Konkret sollen die folgenden Themenbereiche im Systemteil des Qualitätsberichts Berücksichtigung finden:

a ... Qualitätsphilosophie des Krankenhauses ...

b ... Patientenorientierung ...

c ... Fremdbewertung ...“

Weiter unten vernimmt der aufmerksame Leser und Patient:

„Allerdings ist davon auszugehen, dass die Verbände der Krankenkassen von der Möglichkeit der vergleichenden Beurteilung der Qualitätsberichte Gebrauch machen werden und sich zumindest ein Teil der Patienten auf diesem Wege ein Bild über die Leistungsfähigkeit eines Krankenhauses machen wird.“

Woran wird sich dieses Bild orientieren? An den Möglichkeiten der Diagnostik und Therapie, die letztendlich in den meisten Häusern in Deutschland ein annähernd gleiches Profil aufweisen werden? Oder werden sich Patienten fragen, worin das Profil eines christlichen Hauses von dem einer Aktiengesellschaft zu unterscheiden ist?

Fragen würde ich mich, wie die strukturellen Maßnahmen auf die Lebens- und Erlebensbedingungen – insbesondere – des alten Menschen angepasst wären. Inwieweit würde ich als ambulanter Patient einen geschützten Rahmen vorfinden?

Als Patient wären mir die Bereitschaft zur menschlichen Begegnung, Respekt und Achtung vor dem Nächsten die zentralen Kriterien, nach welchen ich eine Klinik auswählen würde. Die Art und Weise, wie mit mir als Person umgegangen wird, wäre entscheidend für den Entschluss, erneut eine ambulante Untersuchung in einer Klinik vornehmen zu lassen. Eine besondere Bedeutung hätten diese Aspekte, wenn ich abhängig wäre durch Demenz, Koma oder sonstige Wahrnehmungsveränderungen.

Wie würde ich dann wohl diese Situation erleben? Wie würde mit mir umgegangen werden?

Thomas Buchholz
Krankenpfleger, Dipl. Pädagoge, Kursleiter Basale Stimulation

▶ Lesen Sie seinen Erfahrungsbericht ein zweites Mal. Markieren Sie in einer Farbe die Textpassagen, die die Eindrücke und Gefühle des Patienten Thomas Buchholz wiedergeben. In einer zweiten Farbe markieren Sie die Abschnitte, in denen der Krankenpfleger und Fachmann Thomas Buchholz seine Schlussfolgerungen und Sichtweisen formuliert. Tragen Sie die unterschiedlichen Passagen in die Tabelle ein!

Eindrücke, Gefühle des Patienten	Sichtweisen, Schlussfolgerungen des Pflegers

▶ **Versuchen Sie, die von Thomas Buchholz beschriebene, ambulante Knochenmarksentnahme hinsichtlich seiner vorherrschenden Erlebnisweisen auszuwerten. Dabei sind Ihnen die farbigen Markierungen aus der ersten Aufgabe sicherlich hilfreich. Tragen Sie die Phänomene wieder in die Grafik ein und versuchen Sie, ein bedeutsames Lebensthema herauszuarbeiten.**

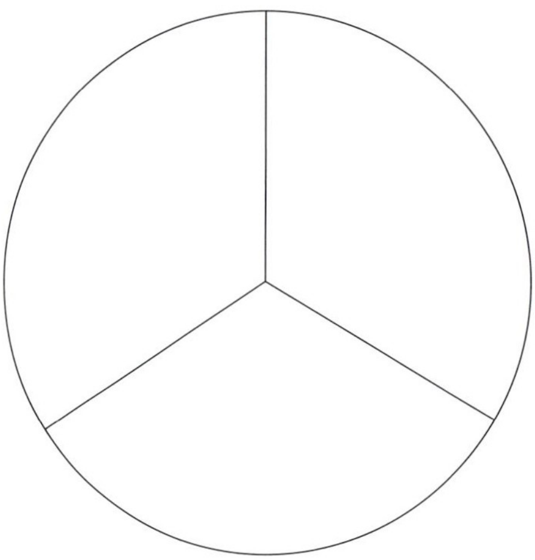

ZENTRALES LEBENSTHEMA

Bericht einer Angehörigen

Für mich war das erste Jahr nach dem Unfall mit einem Trauerjahr vergleichbar, nachdem man einen geliebten Menschen verloren hat: Meine Familie kam in sehr vielen Situationen zu kurz und ich verspürte keine Lust, zu Festen zu gehen.

In der Zeit als Petra in der Frührehabilitation war, fuhr ich jeden Abend ins Krankenhaus, sobald mein Mann zu Hause war. Kein gemeinsames Nachtessen mehr, auf das ich vorher immer großen Wert gelegt hatte, weil dann die Familie komplett am Tisch saß und mit jedem die neuesten Tageseindrücke ausgetauscht werden konnten. Das alles war mir zu diesem Zeitpunkt nicht mehr so wichtig – bis mir mein vierjähriger Sohn immer öfter weinend hinterher lief, wenn ich abends zu Petra wollte. Da erst fing ich an, mir über meine eigene Familie Gedanken zu machen. Dabei fiel mir auch auf, dass jeder zweite Satz von mir, in irgendeiner Weise mit meiner Schwester zu tun hatte. Ich kam zu dem Schluss, mir selbst neue Prioritäten setzen zu müssen, um meine eigenes Familienleben nicht aufs Spiel zu setzen.

Die Besuchsregelung hat sich mittlerweile auch einigermaßen eingespielt. So wechsele ich mich mit meinen Eltern, meiner Tante und zwei Freundinnen von Petra ab. So ist jeden Tag jemand zu Besuch. Das tut Petra gut. Die Therapien finden morgens statt, wenn von uns nachmittags keiner käme, würde sie alleine irgendwo in ihrem Rollstuhl sitzen oder mit anderen Patienten dem Pflegepersonal bei der Arbeit zusehen. So spielen wir in den Besuchszeiten viel Mensch ärgere dich nicht und UNO, oder wir machen Kreuzworträtsel oder unterhalten uns. Im Moment ist das zwar etwas kompliziert, da Petra seit ungefähr zwei Monaten nichts mehr hört. Es ist jedoch möglich, da sie lesen kann und den Inhalt auch sofort versteht.

Es ist eigentlich traurig, wie die Patienten die Zeit verbringen, wenn sie keinen Besuch bekommen. Das ist auch noch ein wichtiger Punkt, den ich gerne loswerden möchte: Tolle Erste Hilfe, hervorragende Intensivmedizin … und dann??

▶ **Sie haben eine Passage aus dem Bericht einer Angehörigen gelesen. Sicher spüren Pflegende die Belastung der Angehörigen immer wieder, oft tritt sie auch als Unzufriedenheit, ja als Aggressivität gegenüber dem Personal zutage.**

- **Versuchen Sie ganz systematisch die Belastungen der Angehörigen in diesem Beispiel aufzulisten. Denken Sie dabei an Zeit, Geld, Haushalt, Partnerschaft, Familie usw. und machen Sie sich Gedanken über die möglichen Folgen! Tragen Sie Ihre Ergebnisse in die nachfolgende Tabelle ein!**

Belastungen der Angehörigen	Folgen der Belastung

▶ **Nachdem Sie die Belastungen und ihre Folgen aufgelistet haben, überlegen Sie, wie Pflegekräfte den Angehörigen Hilfe anbieten können. Notieren Sie Ihre Überlegungen! → (vgl. Kap. 2, Basale Stimulation in der Pflege. – Die Grundlagen, Bern: Hogrefe).**

Bettgeschichten – pädagogisch betrachtet

Das Konzept der Basalen Stimulation ist ursprünglich ein pädagogisches Konzept – also wollen wir an dieser Stelle einmal versuchen, von der pädagogischen Seite an ein pflegerisches Problem heranzugehen.

- **Pädagogik, das sollten Sie bedenken, ist nicht mit Schule gleichzusetzen. Schule hat häufig genug sehr wenig mit Pädagogik zu tun. Die Pädagogik beschäftigt sich damit, wie Menschen ihre eigene Entwicklung organisieren und gestalten, wie sie lernen.**

Bett, ein indogermanisches Wort, das etwas mit liegen, gebettet sein, eingebettet sein (fest und sicher) zu tun hat. Doch, wie sicher kann man sich in seinem Bett fühlen? Das werden wir später sehen.

Zunächst einmal der pädagogische Zugang: Lernen ist das Kennzeichen alles Lebendigen. Lebewesen sind darauf angewiesen, ständig zu lernen, d.h. sich in ihre Umgebung, in neue Situationen einzupassen und Verhaltensweisen zu ändern. Sie derart zu ändern, dass sie auf die jeweilige Situation einwirken können. Dieses gilt für kleinste und einfachste Lebewesen, aber auch für den Menschen.

In diesem Sinne sind Patienten lernende Menschen. Sie müssen sich nämlich in einer für sie radikal neuen Situation völlig neu orientieren:

- Eine neue Umgebung stellt unbekannte Herausforderungen an sie.
- Neue Bezugspersonen wollen mit ihnen in Kontakt treten.
- Es werden neue Verhaltensanforderungen an sie gestellt.
- Alles wird von Sorge, Angst, Ungewissheit und oft von Schmerz und Not dominiert.

Alle Aktivitäten des täglichen Lebens (vgl. Juchli) sind davon betroffen. Kaum ein menschlicher Bereich, der sich nicht neu organisieren muss, wenn sich ein Patient nicht mehr selbst versorgen kann, sondern von anderen Menschen gepflegt wird. Eine so radikale Umstellung des Gewohnten kommt einem *Indoor Survival* gleich. Es ist ein Abenteuer, und es gilt, schnell zu handeln, zu reagieren, denn jeder Fehler wird unmittelbar bestraft.

Bestraft? Seit wann gibt es Strafen im Krankenhaus? Seit wann Strafen in der Pflege?

Es soll hier nicht auf abwegige, kriminelle und sadistische Verhaltensweisen von Pflegenden eingegangen werden, die wir immer wieder in den Medien erschreckend vor Augen geführt bekommen. Nein, es geht um die *kleinen Strafen*. Eine kleine Rüge, ein strenger Hinweis, ein Warten lassen, eine knappe, kurz angebundene Antwort seitens der Pflegenden. Dies alles sind *kleine Strafen*, auch im Sinne einer lerntheoretischen Sichtweise: Unerwünschtes Verhalten wird sanktioniert, d.h. es wird nicht belohnt, es wird nicht ignoriert – vielmehr kommt es zu einer negativen Konsequenz.

In der Pädagogik benutzen wir den Begriff *Lernort*. Unterschiedliche Lernorte machen spezifisches Lernen leichter, attraktiver, auch von der Sache her zwingender. Dies ist eine Erkenntnis der Schulpädagogik, die immer wieder die Erfahrung machen musste, dass bestimmte Dinge in der Schule nur recht theoretisch zu lernen sind. So gehen heute Schüler ins Museum, sie gehen in den Zoo, sie machen ein Praktikum in einer Fabrik – die Lernorte werden gewechselt, je nach den besonderen Bedürfnissen.

Nun geht natürlich der Patient nicht ins Krankenhaus, um zu lernen, sondern um einen Krankheitsprozess aufzuhalten, zu verbessern oder zumindest zu lindern. Dennoch kommt der Patient an einen neuen Lernort. Wenn wir dabei an schwer beeinträchtigte Menschen denken, so reduziert sich dieser Lernort auf zwei Quadratmeter Bett, er ist gleichzeitig Lebensort. Hier findet das Leben in seiner total neuen Umgebung mit seinen radikal neuen Anforderungen statt.

Ähnlich wie Thomas Buchholz in seinem Beitrag (vgl. S. 48–52) sein eigenes Schicksal schilderte, möchte ich an dieser Stelle auf eigene Erfahrungen zurückgreifen. Sie machen aus Patientensicht deutlich, welche Anforderungen gestellt werden in diesem *Indoor Survival*:

„Innerhalb von 24 Stunden nach einem Unfall mit Polytrauma waren von mir, dem Patienten, 40 Personen zu klassifizieren. 40 unterschiedliche Menschen traten auf verschiedene Weise mit mir in Kontakt, und es lag nun an mir, trotz Schmerzen, trotz Bewusstseinseintrübung, trotz Angst und Sorge, zu klären, um wen es sich da handelt. Ich musste ihre Sprache, die Art der Sprache, ihre Funktion im Krankenhaussystem und die Intensität des neuen Kontaktes abschätzen, um mich angemessen zu verhalten. Vom lokalen Dialekt über fast unverständliches, bruchstückartiges Deutsch, bis hin zu einer hochdifferenzierten Fachsprache wurde mir alles geboten. Ein ständiges Umschalten wurde von mir verlangt.

Die Funktionen der Kontaktpersonen zu identifizieren, d. h. herauszufinden, wozu denn die einzelnen Personen hier nötig, berechtigt, fähig sind, das war eine der großen Lernaufgaben. Der Rang meines Gegenübers musste erkannt werden, die Zuständigkeit und natürlich auch die persönliche Kompetenz. Es hätte doch wenig Sinn gemacht, die Putzfrau aus Kasachstan nach dem Verlauf der nächsten Operation zu fragen. Der Chefarzt wäre wiederum sicherlich gekränkt gewesen, wenn ich ihn gebeten hätte, doch für bessere Luft im Zimmer zu sorgen.

Gleichzeitig ist auch zu überlegen, wie viel Freundlichkeit, Offenheit, Zugewandtheit, Interesse muss ich denn gegenüber diesen Person investieren? Denn bald bemerkte ich, dass manche Personen nur einmal auftauchten, während andere wiederkehrend kamen. Bei ihnen musste ich folglich damit rechnen, in eine größere Abhängigkeit von ihnen oder eine größere Nähe zu ihnen zu kommen. Waren diese Personen zuverlässig? War der Kontakt wirklich dauerhaft oder bricht er nach dem nächsten Schichtwechsel wieder ab? Waren dann alle meine persönlichen, sozialen und kommunikativen Investitionen vergeblich?“

Können Sie sich, liebe Leserinnen, liebe Leser nun vorstellen, dass auch das ruhige Liegen im Bett, mit lediglich ein paar genickten oder mühsam hervorgebrachten Antworten außerordentlich anstrengend sein kann? Ja sogar Stress bedeutet?

Ich möchte dies noch konkreter werden lassen und eine der peinlichen Alltagssituationen eines Pflegeabhängigen beschreiben:

„Ich muss zur Toilette. Ich kann das nicht mehr selbst tun, bin auf Hilfe angewiesen, da ich mich nicht sicher genug selbstständig außerhalb des Betts bewegen kann. Also überwinde ich mich und drücke auf die berühmte Klingel. Nach einer nicht abschätzbaren Zeit taucht eine Pflegeperson auf. Meine erste Überlegung ist: „Wird sie mich überhaupt verstehen, spricht sie Deutsch oder könnte ich ihr mit einer anderen Sprache vielleicht besser dienen?“ Auch muss ich mir schnell überlegen, wie sich diese, mir unbekannte Person jetzt den Transfer auf

den Toilettenstuhl vorstellt. Hat sie eine bestimmte Ausbildung genossen? Macht sie dies einfach irgendwie so, sieht sie dies als unangenehmes Problem oder als Alltagsroutine?

Nun weiß ich aber, dass an meinem Körper sehr viele verschiedene Stellen außerordentlich schmerzen. Viele Bewegungen steigern diese Schmerzen noch gewaltig. Das muss ich ihr signalisieren! Wird sie darauf reagieren wenn ich einfach sage: „Vorsichtig, habe große Schmerzen!" Oder muss ich laut schreien, um ihre Sensibilitätsschwelle zu erreichen? Hält sie mich dann für einen wehleidigen Typen, reicht vielleicht auch ein leicht schmerzhaftes Verziehen des Gesichtes? Ich werde es ausprobieren müssen und ich werde riskieren müssen, für eine falsche Aktion bestraft zu werden.

Leider weiß ich ein wenig über Techniken des Transfers, die Mittel und Möglichkeiten des Wechsels auf den Toilettenstuhl. Ich weiß, dass man sich Kompetenzen erwerben kann – oder auch nicht. Wenn diese Pflegeperson eine kinästhetische Ausbildung hat, wüsste ich, was auf mich zukommt und könnte vielleicht sogar ein wenig sorgenfreier in diese Aktion hineingehen. Aber ich weiß nicht, welche oder welcher der Pflegenden kommen wird und inwieweit sie kinästhetische Kenntnisse besitzt.

Viel menschlicher und irgendwie auch viel schwieriger ist die nächste Frage, die sich mir stellt. Ich merke: So richtig locker ist die Pflegekraft nicht. Irgendwie ist es eben doch peinlich, einen noch halbwegs ansehnlichen, wenn auch zurzeit ziemlich ramponierten Professor auf den Toilettenstuhl zu setzen. Was kann ich tun, um diese Peinlichkeit überwinden zu helfen? Ein lockerer Spruch – er käme ziemlich gequält daher. Ein So-tun-als-wäre-Nichts könnte auch unangemessen sein. Direkt ansprechen wird man es nicht, denn das würde der Professionalität der Pflegekraft entgegenstehen. Was bleibt, ist ein Rest von Peinlichkeit, ich muss mich eben darauf verlassen, dass sie eben irgendwie ihren Job tut.

Nun sitze ich, und sie hat den Raum mit der schnellen Bemerkung verlassen, ich solle mich dann melden, wenn ich soweit wäre. Natürlich hat der Transfer wehgetan, natürlich musste ich deutlich mehr mithelfen, als ich gehofft hatte, aber jetzt ist erst einmal vollbracht.

Doch das Herumdenken fängt schon wieder an! „Wie lange glaubt sie denn, dass ich brauchen werde? Wenn sie nämlich glaubt, ich brauche lange, wird sie sich in der Zwischenzeit eine andere Arbeit suchen. Wenn ich dann nicht so lange brauche und klingele, dann störe ich sie bei dieser Arbeit. Glaubt sie aber, ich brauche gar nicht lange und steht vor der Tür, müsste ich auch sehr schnell klingeln, damit sie nicht wiederum kostbare Arbeitszeit verliert. Ich stelle mir aber gar nicht gerne vor, dass jemand vor der Tür steht und wartet, bis ich fertig bin. Wenn ich also jetzt rufe oder klingele, beende ich dann ihre lästige Wartezeit, störe ich sie bei einer anderen Tätigkeit oder hätte sie gerade ein Päuschen machen wollen?"

Und es geht weiter: „Ich weiß nicht, ob sie erwartet, dass ich mich jetzt selbst abputze oder vielleicht schon abgeputzt habe, bevor sie kommt. Vielleicht will sie dabei helfen, oder sie denkt, sie muss dabei helfen?"

Wenn all das erledigt ist, folgt wieder der Transfer zurück ins Bett."

Auf derart komplexe, soziale Lernsituationen trifft man normalerweise nicht alle Tage. Patienten hingegen sind ihnen in voller Intensität, mit rasanten Wechseln und eigentlich immer angstbesetzt tagtäglich ausgesetzt. Dies ist keine gute Lernausgangslage, würden wir Pädagogen sagen. → **(vgl. Kap. 6 und 7, Basale Stimulation in der Pflege. – Die Grundlagen. Bern: Hogrefe).**

▶ **Diskutieren Sie mit Ihrer Lerngruppe und mit Ihren Lehrerinnen und Lehrern, welche Möglichkeiten Sie haben, Patienten in ihren alltäglichen Lernsituationen zu unterstützen. Es geht nicht nur um verbale Unterweisung, sondern auch um Ihr Verhalten, um Ihre Eindeutigkeit.**

▶ **Wie können Sie durch Ihr Verhalten und Ihre Sprache dazu beitragen, dass die Angst beim Patienten reduziert wird. Notieren Sie Ihre Überlegungen!**

▶ **Sammeln Sie andere alltägliche Situationen im Krankenhaus, in denen Patienten besondere Lernaufgaben bewältigen müssen. Denken Sie dabei an unterschiedliche Wachheit der Patienten, an unterschiedliche Lebenssituationen, aus denen Ihre Patienten herausgerissen wurden und an ihre unterschiedliche kulturelle Herkunft.**

▶ **Welche Pflegephänomene sind aus Sicht des Autors in der geschilderten Situation am stärksten zu gewichten? Tragen Sie sie in die Grafik ein und entwickeln Sie daraus ein ZENTRALES THEMA, das die Pflege des Patienten leiten sollte.**

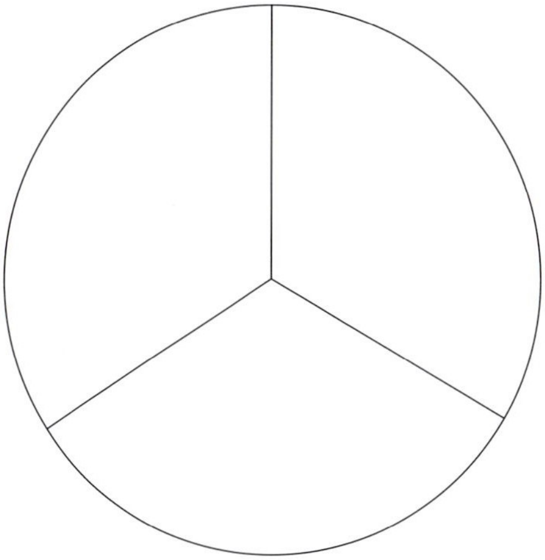

ZENTRALES LEBENSTHEMA

Erfahrungen – Empfehlungen

Dany Gerlach, eine französische Ausbilderin in Basaler Stimulation, hat auf der Basis eigener Patientenerfahrungen und in gründlicher Kenntnis des Konzepts der Basalen Stimulation Empfehlungen entwickelt, die sich auf den Umgang mit schwer beeinträchtigten Patienten beziehen.

Sie bietet eine Zusammenfassung von dem an, was sie und andere Mitpatienten erlebt haben. Diese Mitpatienten waren im Alter zwischen 20 und 60 Jahren, kamen aus allen sozialen Schichten und wiesen unterschiedliche intellektuelle Niveaus auf. Einige konnten aufgrund ihrer Erkrankung oder Verletzung nicht mehr sprechen. Eines war ihnen jedoch gemeinsam: Ein ca. viermonatiger Krankenhausaufenthalt infolge eines Unfalls, schweren Traumas oder einer komplizierten Operation. Infolge dieser Ereignisse waren sie mit einer fast vollständigen Abhängigkeit in allen Bereichen des täglichen Lebens konfrontiert.

Dany Gerlach hat Gespräche, Aufzeichnungen und Reflexionen aus diesem Krankenhausaufenthalt systematisiert. Sie werden auf den Seiten 63–73 mit begleitenden Übungen und Aufgaben dargestellt.

Am Beginn des Weges

„In den Körper zurückkehren“, ist die erste, schwierige Aufgabe auf dem Weg für die Patienten. Sei dies nach einer Anästhesie oder einem Unfall mit Schockerlebnis oder Bewusstseinsverlust – man muss sich aktiv auf den Weg machen.

Erste Etappe

- Wir, die Patienten, sind in einem inaktiven Wachzustand. Der Geist ist präsent, jedoch nicht der Körper.
- Das eigene Bewusstsein beschränkt sich auf das Gesicht. Der Rest des Körpers wird nicht wahrgenommen.
- Nur die Geräusche in einer sehr beschränkten Umgebung werden klar wahrgenommen. Alles andere ist konfus. Keine Gerüche. Das Licht wird als sehr aggressiv empfunden. Wir suchen den Blickkontakt mit anwesenden Personen, aber dies nur für einen kurzen Moment, es gibt zu viele Eindrücke.
- Eine Berührung am Fußende des Bettes oder an den Füßen wird wie eine Explosion erlebt.

Pflegerischer Hinweis

– Sich wieder mit der Wirklichkeit verbinden –

- ▶ Unser Name, zwei- bis dreimal sehr klar ausgesprochen, in regelmäßigen Abständen, auf Gesichtshöhe und ziemlich nahe, hilft uns, uns angesprochen zu fühlen.
- ▶ Gleichzeitig, im Rhythmus des Namens ausgeführt, eine Berührung, ohne Bewegung, im Bereich der Schulter unterstützt unsere Wahrnehmung (Initialberührung).

Zweite Etappe

- Die Verbindungen zur umgebenden Welt beginnen, sich zu ordnen.
- Eine intensive und sehr klare Berührung an beiden Fußsohlen lässt uns die Körpergrenze und die Differenzierung zum Bett bewusst werden.
- Die Geräusche und die Gerüche werden deutlicher. Es besteht eine äußerst starke Empfindsamkeit, sich jedoch mitteilen ist schwierig bis unmöglich.
- Jede Bewegung, auch ganz kleine, wird als Schwere im Kopf wahrgenommen und verursacht eine Spannung im Körper.
- Wir schließen die Augen oder haben einen fixen Blick ins Leere, ohne Orientierung. Alles Visuelle ist zu gewaltsam.

Dritte Etappe

- Unser Körper wird in seiner unmittelbaren Umgebung (Bett) wieder deutlich.
- Lageveränderung, Bewegungen, Ganzkörperwahrnehmung sind besonders angstauslösend. Die Geschwindigkeit scheint uns exzessiv, jedes Innehalten der Bewegung wird empfunden, als würde man an einer Mauer anstoßen.
- Mit dem Vornamen angesprochen zu werden, ist hilfreich.
- Der Transfer vom Liegewagen auf das Bett hinterlässt den Eindruck von Schwere und der Gefahr des Fallens.
- Das Leinentuch, gestrafft über den Konturen des Körpers eingeschlagen, vermittelt uns endlich eine Vorstellung von Ganzheitlichkeit. Die Umgebung wird dadurch klarer wahrgenommen.

Pflegerischer Hinweis

(Wieder-)Entdeckung der Alltagsaktivitäten

- ▶ Zu diesem Zeitpunkt ist die Rolle der Pflegenden in Bezug auf die Alltagshandlungen besonders wichtig.
- ▶ Kleine Bewegungen, gemeinsame Strategien und vor allem ein wirkliches „Präsent Sein“ dem andern gegenüber, geben Orientierung und Sicherheit.

Selbsterfahrungen 1

- Bilden Sie für die folgende Übung eine Dreiergruppe und halten Sie eine Wolldecke bereit. Falten Sie die Decke einmal und nutzen Sie sie als Unterlage. Legen Sie sich auf die Decke, am besten auf den Rücken. Schließen Sie die Augen. Verharren Sie mindestens fünf Minuten ohne jegliche Bewegung: Korrigieren Sie Ihre Lage nicht, entlasten Sie keine einzelnen Druckpartien. Lassen Sie sich von ihren Gruppenmitgliedern mehrere Male an der Fußspitze oder auch an anderen sensiblen Körperstellen ohne vorherige Ankündigung berühren. Zwischen den Berührungen sollten Sie sich deutlich mit dem Vornamen ansprechen lassen, diese Ansprache sollte nahe vor Ihrem Gesicht erfolgen. Sie halten die Augen während der ganzen Zeit geschlossen.

- Notieren Sie nach der Übung Ihre Eindrücke und Empfindungen! Diskutieren Sie anschließend mit anderen, die diese Übung parallel durchgeführt haben!

- Nun können Sie eine, am eigenen Leibe erfahrene, Situation bezüglich Ihres persönlichen Erlebens einordnen. Welches ZENTRALE THEMA würden Sie sich als Leitmotiv Ihrer Pflegenden wünschen?

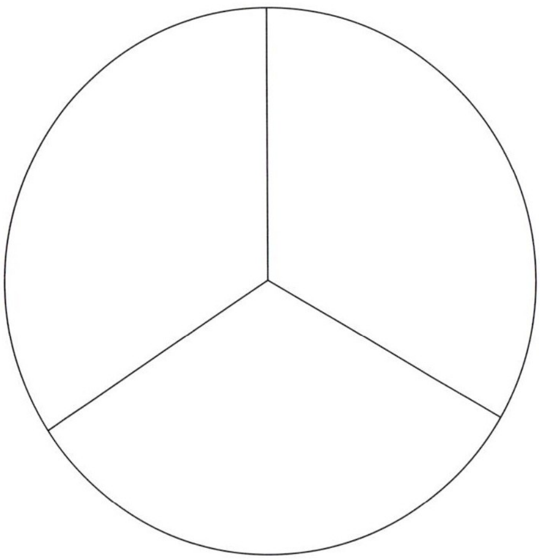

ZENTRALES LEBENSTHEMA

Selbsterfahrungen 2

- Bilden Sie wiederum eine Dreiergruppe. Für die kommende Übung benötigen Sie zwei Betten oder, wenn diese nicht zur Verfügung stehen, zwei längliche, stabile Tische. Eine Person Ihrer Gruppe legt sich in eines der Betten oder ersatzweise auf einen der Tische. Die anderen beiden Personen legen die liegende Person nun von dem einen Bett in das andere hinüber. Nutzen Sie dabei alle Ihnen bekannten Transfertechniken.

- Als getragene Person spüren Sie nach dem Transfer ganz genau nach, was Sie alles erlebt haben. Danach besprechen Sie mit den zwei Helfern, wie die erlebten Bewegungsamplituden vom „Patienten" und den „Pflegenden" wahrgenommen wurden. Als Bewegungsamplituden bezeichnen wir hierbei u. a. die Stärke und das Ausmaß der Bewegung sowie die Schnelligkeit und das Abbremsen der Bewegung.

- Tragen Sie Ihre Wahrnehmungen in die Tabelle ein!

Bewegungsamplituden	„Patient"	„Pflegende"
Bewegungsbeginn		
Bewegungsstärke		
Ausmaß		
Schnelligkeit		
Abbremsen		
Bewegungsende		

▶ **Auch die in Selbsterfahrungen 2 gemachten Erlebnisse geben Ihnen die Möglichkeit, Ihre eigenes Erleben wahrzunehmen und Ihr persönliches ZENTRALES LEBENSTHEMA in diesem Zusammenhang zu benennen.**

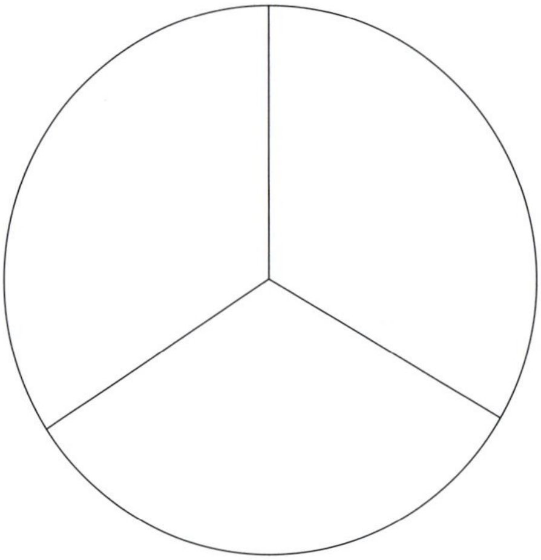

ZENTRALES LEBENSTHEMA

Auf dem Weg

Totale Abhängigkeit bei der Körperpflege, der Aktivitätsraum beschränkt sich auf das Bett und das Zimmer.

- Die Fähigkeit, die verschiedenen sensorischen Informationen zu unterscheiden, verbessert sich mehr oder weniger schnell.
- Die Wahrnehmung von Details seines eigenen Körpers verbessert sich. Details können in ein Ganzes eingeordnet werden, die sensorischen Informationen werden aber immer noch äußerst stark bis aggressiv erlebt.
- Die Bewegungen, die mit dem Bett ausgeführt werden (Hoch- und Runterfahren, Kopfteil zum Sitzen hochstellen), sind schwierig zu ertragen, auch wenn man weiß, was kommt.
- Die Körperpflege ist eine Anreihung von zu schnell aufeinander folgenden Wahrnehmungsereignissen, vor allem, wenn alles nacheinander und ohne Unterbrechungen ausgeführt wird: Körperwäsche, Zähne putzen, Kämmen, Kleider wechseln, Bettwäsche wechseln. Spannung und große Müdigkeit – auch wenn die Pflegenden noch so respektvoll und liebevoll sind, sind allzu oft das Resultat.
- Die Füße ohne Auflagefläche, ein Leinentuch mit Falten, die Leere an seiner Seite – dies alles hilft nicht, sich in Sicherheit zu fühlen.
- Sich erheben, sich aufsetzen, sich hinstellen oder sich in den Rollstuhl setzen sind permanente Abenteuer. Den Arm ausstrecken, um einen Gegenstand zu ergreifen (selbst einen Gegenstand, der sehr nah ist) braucht die genaue Planung der Bewegung.
- Falsche Positionen werden schnell eingeschliffen, und selbst die Position zu wechseln, bedeutet eine lange und mühsame Arbeit. Abgesehen von den Schmerzen (die vorhanden sind oder nicht), vergisst man, sich zu bewegen. Es ist, als würde ein Teil des Körpers noch nicht zu einem gehören. Die weitere Entwicklung ist eine Frage der Zeit und eine Frage, wie aufmerksam man mit sich selbst ist.
- Alles, was sich bewegt, scheint gefährlich: Zum Beispiel eine Dusche zu nehmen – auch mit Hilfe, auf einem Boden, der leicht geneigt ist.
- Der Raum scheint verkleinert und die Zeit ist „schwer". Die Ereignisse des Alltags werden schnell zu den wichtigsten und einzigen Orientierungspunkten.
- Alles, was außerhalb des Zimmers ist, scheint sehr weit weg, in jeder Beziehung.
- Die Fähigkeit zur Aufmerksamkeit ist sehr kurz. Die sensorischen Eindrücke sind sehr schnell eine Überforderung.

Pflegerischer Hinweis

In dieser Phase können wir sehr leicht in einen Zustand des **sich Fallenlassens** kommen und alle Verantwortung für uns selbst an andere abgeben wollen. Je weniger von uns an Eigenaktivität verlangt wird oder uns ermöglicht wird, umso weniger scheint der Körper uns selbst anzugehören.

- ▶ Die echte Präsenz der Pflegenden ist spürbar über Berührungen, was zur Folge hat, dass jede Berührung durch verschiedene Personen unterschiedlich ist, trotz der gleichen „Technik". Es entstehen sehr rasch Vorlieben für einzelne Pflegende. Wenn die Körperpflege mit viel Aufmerksamkeit für das Gegenüber ausgeführt wird, hat dies zur Folge, dass man wieder mehr Wertschätzung sich selbst gegenüber findet.
- ▶ Zuviel Sprechen während der Pflege ist unnötig und ermöglicht nicht, sich auf sich selbst zu konzentrieren. Daher: Ein wenig sprechen, aber nicht zu viel.
- ▶ Die Art, wie Pflegende jemandem die Strümpfe anziehen, vermittelt demjenigen den Eindruck der Körpergrenzen oder aber verwischt sie.
- ▶ Die stehenden Personen aus der liegenden Lage zu sehen, ist visuell nicht

angenehm: Wie ist der ganze Körper zu sehen? Die Perspektive ist verzerrt!

- Der erste Ausgang in den Korridor ist eine anstrengende Expedition in Bezug auf das Raumgefühl. Man muss dazu wirklich motiviert werden.
- Die oft zu langen Besuche, Menschen die ständig sprechen und sich bewegen, sind eine Überforderung.

Mutige Schritte

„Trotz Spitalaufenthalt in die Welt zurückkehren“ – nach der ersten Phase der Intensivpflege kommt die motorische, soziale und seelische Rehabilitation.

- Die Regelmäßigkeit der Behandlungen hilft, sich zu strukturieren.
- Einzelfallbehandlungen sind weniger „tragend“ als Gruppentherapien (auch wenn jeder seine eigenen Übungen hat). Es ist das „Gesehen werden“ von den anderen, die „Komplizenschaft“, die sich in der Gruppe bildet und am meisten Unterstützung vermittelt. Sie gibt am meisten Kraft, um vorwärts zu kommen. Die Worte von Pflegenden oder Angehörigen haben nicht den gleichen Stellenwert.
- Die Gefahr besteht in der Zeit. Sie ist gleichzeitig lang und kurz. Jedoch das Leben außerhalb scheint uns sehr weit weg. Wir akzeptieren ziemlich leicht das Leben in einem geschützten Rahmen, auch wenn wir aussprechen, dass wir gerne gehen würden. Wir befinden uns zwischen zwei Welten.

Pflegerischer Hinweis

In dieser zweiten Phase ist die Rolle der Gruppe grundlegend. Alle sind in der gleichen Situation, es ist der Körper, der vorwiegend in Mitleidenschaft gezogen ist, aber es ist die Gruppe, die verhindert, der Einsamkeit oder der Hoffnungslosigkeit zu verfallen. Was uns vorwärts bringt ist diese **Komplizenschaft**, die gemeinsame Sprache und die Tatsache, Eindrücke miteinander zu teilen, die den nächsten Angehörigen schwierig mitzuteilen sind – unabhängig davon, ob verbale Möglichkeiten bestehen oder nicht.

- Die Wiederholung von Worten und Gesten, im Rhythmus, scheint für alle wichtig.
- Nur den zu behandelnden Teil zu therapieren oder pflegerisch zu behandeln, ohne ihn am Anfang und am Ende in ein Ganzes zu stellen, wird durchweg als schlecht erlebt. Ein Beispiel: Nur das Knie zu behandeln, ohne am Anfang und am Ende das ganze Bein zu berühren ...
- Die Kompetenzen oder die wieder zum Vorschein kommenden Fähigkeiten sofort in den Alltag zu integrieren, ist unerlässlich.
- Das, was man kann, zu fordern – aber liebevoll – das ist die Rolle der Therapeuten und der Pflegenden.

Selbsterfahrungen 3

- Bilden Sie diesmal eine Zweiergruppe und nutzen Sie wieder die gefaltete Decke als Unterlage. Einer von Ihnen legt sich in Rückenlage auf den Boden, halten Sie beide Arme nah am Körper und schließen Sie die Augen. Ihr Partner berührt Sie auf der einen Körperseite in einer fließenden Streichbewegung von der Schulter über den Oberarm, Unterarm, Hand, Bein bis zum Fuß.

- Spüren Sie dieser Berührung in Gedanken nach. Bleiben Sie dabei noch ca. drei Minuten ruhig liegen. Abschließend berührt Sie Ihr Partner in einer kurzen Einzelberührung am rechten Arm und am linken Bein.

- Nun notieren Sie den Berührungseindruck bei streichender und bei punktueller Berührung.

Gruppenerfahrung

- Arbeiten Sie in einer großen Gruppe zu mehreren Personen oder sogar in einem ganzen Klassenverband. Teilen Sie Ihre Gruppe/Klasse in zwei Hälften. Jede Gruppe erhält den Auftrag, ein beliebiges Thema oder eine kleine Geschichte auszuwählen. Diese Geschichte soll der anderen Gruppe über Mimik und Gestik, nonverbal, also ohne Sprache, vorgestellt werden.

- Danach gibt die zuschauende Gruppe die Geschichte wieder, so wie sie diese erkennen konnte.

- Das Ziel dieser Aufgabe ist, die Zusammenarbeit der Gruppe deutlich zu machen und dabei festzustellen, welcher Reichtum an Wahrnehmungen, Ideen und Interpretationen in der Gesamtgruppe zusammenkommt.

- Halten Sie in Stichworten sowohl die ursprünglich gemeinte Geschichte, als auch die verstandene Geschichte fest.

Aufgabe für den Arbeitsalltag auf Station

- **Sie können auch auf Station einmal versuchen, über Gegenstände aus dem Alltag die Interaktion mit den Patienten oder Bewohnern einzuleiten. Statt einer verbalen Aufforderung nach dem Motto *„So, nun wollen wir einmal ...“*, reichen Sie freundlich und zugewandt einen Gegenstand, der sich auf die nächste Aktivität bezieht. Probieren Sie den ungewohnten Verzicht auf Sprache und konzentrieren Sie sich auf Handlungen mit bekannten Gegenständen.**

- **Bevor Sie den Versuch durchführen, notieren Sie bitte Ihre geplanten Handlungen in die linke Spalte und die Reaktionen, die Sie dabei erwarten, in die mittlere der nachfolgenden Tabelle. Nach dem Versuch vermerken Sie die tatsächlichen Reaktionen der Beteiligten in der rechten Spalte. Vergleichen Sie!**

Handlung	Erwartete Reaktion	Tatsächliche Reaktion

Der Weg führt weiter

„Die Einrichtung verlassen, nach Hause zurückkommen“ – auch dies ist nicht so einfach, obwohl der Wunsch danach besteht. Alles, was außerhalb des Krankenzimmers, außerhalb der Station, liegt, ist weit weggerückt.

Es braucht eine gewisse Zeit, um sich wieder an den Raum zu gewöhnen. Alles scheint überdimensional.

Es ist ein richtiger Hindernislauf durch die kleinsten Dinge des Alltags. Zu hoch, zu weit weg, zu steil – der Raum scheint sich ausgedehnt zu haben. Und doch sind es Alltagshandlungen, die einem nach und nach wieder etwas Selbstvertrauen vermitteln.

- Die Treppe hinunterzusteigen, ist sehr viel beängstigender als sie hochzusteigen. Der Blick kann leichter nach oben oder vor sich hin gerichtet werden, als nach unten. Die vestibuläre und visuelle Wahrnehmung kommen hier voll zum Tragen.
- Das nahe Territorium wird als verkleinert wahrgenommen, d.h., man hat das Bedürfnis, die Gegenstände, die einen umgeben, so nah als möglich *bei sich* zu haben. Man hat Angst, dass man sie sonst nicht erreichen kann.
- Dann, nach und nach, in kleinen Schritten, rücken die *Dimensionen* wieder an ihren Platz; aber es dauert lange und man muss aufmerksam auf ganz kleine Fortschritte achten, um den Mut zum Weitermachen nicht zu verlieren.

Aufgaben zum Gesamttext von Dany Gerlach (S. 63–73):

▶ **Wählen Sie sich einen der vielen Aspekte aus, die Dany Gerlach beschrieben hat.**
- **Notieren Sie ihn hier deutlich!**

▶ **Wählen Sie sich nun eine Patientin, einen Patienten aus Ihrem Arbeitsbereich aus und beobachten Sie ihn oder sie während Ihrer praktischen Arbeitszeit unter diesem Aspekt. Können Sie Hinweise entdecken, die darauf schließen lassen, dass diese Patientin, dieser Patient ein ähnliches Erleben hat, wie es Dany Gerlach beschreibt?**

Wenn ja, welches sind die Symptome, die Anzeichen dafür, dass das Erleben in etwa so sein könnte? Notieren Sie sie!

Wenn Sie diese Anzeichen ernst nehmen, welche Möglichkeiten haben Sie, in Ihren pflegerischen Handlungen auf die schwierige Situation der Patientin oder des Patienten besser einzugehen? Schreiben Sie Ihre Ideen auf!

Bitten Sie eine Kollegin, Sie selbst bei der Arbeit mit dieser Patientin oder diesem Patienten zu beobachten und von außen zu überprüfen, ob Ihnen die Optimierung der Situation gelungen ist. Vielleicht gibt es Verbesserungsvorschläge, zumindest aber Bestätigungen.

Drei Schwestern

Drei Schwestern! Was ist damit gemeint?

Schwestern sind Geschwister, nahe Verwandte, die einander meist sehr gut kennen. Aus der Geschwisterforschung wissen wir, dass Geschwister wie kaum andere Menschen aufeinander bezogen sind; miteinander durch dick und dünn gehen, genauso aber miteinander *spinnefeind* sein können. Es gibt bestimmte Rollenverteilungen: Die der älteren Schwester, des kleinen Schwesterchens. Oft bleiben diese Rollen ein Leben lang bestehen, auch wenn die Geschwister erwachsen geworden sind und der Altersunterschied eigentlich gar keine große Rolle mehr spielt.

Mit dem Bild von den drei Schwestern soll auf die enge, gewissermaßen geschwisterliche Beziehung dreier für den Menschen wichtiger Berufsgruppen hingewiesen werden: die Pflege, die Therapie, die Pädagogik. Wir können uns vorstellen, dass diese drei Fachdisziplinen Geschwister sind, nah miteinander verwandt, aufs Engste aufeinander bezogen, häufig gemeinsam tätig. Sie sind einander vertraut, einander nah und geraten nicht selten miteinander in Streit.

Als neugeborener Mensch, als Baby und auch noch als Kleinkind werden wir von unseren Bezugspersonen erzogen und gepflegt. Niemand macht im Alltag einen Unterschied zwischen Pflege und Pädagogik, niemand trennt diese Bereiche willkürlich: Das Baby, das eine frische Windel bekommt, erfährt dabei Kommunikation, Nähe, Zuneigung und Zärtlichkeit. Es bekommt Erklärungen, etwas zu Hören, zu Riechen – kurzum, es wird gepflegt. Pädagogik findet mit, durch und während der Pflege statt.

▶ **Suchen Sie Beispiele nach der Baby- und Kleinkindzeit im Leben eines Menschen, in denen Pädagogik und Pflege, ggf. auch Therapie, in ähnlicher Weise ineinander übergehen, sich wechselseitig ergänzen!**

Die Pädagogik als Wissenschaft neigt aber dazu, sich sehr stark von der Pflege abzugrenzen. Die pflegerischen Handlungen in der frühen Kindheit werden häufig von der professionellen Pädagogik als *nur pflegerisch* erlebt. Ebenso grenzt sich die Pädagogik häufig von der Therapie ab: Pädagogik beansprucht für sich, mit dem gesunden Kind zu arbeiten, während Therapie für Menschen mit einer Krankheit bzw. mit einer Funktionsstörung gedacht ist.

Die Schwestern Therapie und Pädagogik wollen ihrerseits die Pflege überflüssig machen, während sie mit Menschen arbeiten, ihre Funktionsfähigkeit, ihre Selbstständigkeit therapeutisch oder pädagogisch fördern. Damit werten sie die Pflege oft indirekt ab.

Pädagogisches Bemühen geht in der Kindheit und auch später immer dahin, Menschen zur Selbstpflege zu befähigen. Selbstpflegekompetenz ist ein zentrales Ziel jeglicher Pädagogik – und natürlich auch der Pflege.

▶ **Notieren Sie wichtige Bereiche, in denen Kinder und Jugendliche zur Selbstpflege erzogen werden!**

Durch die Bemühungen zur Selbstpflege wird Fremdpflege zunehmend überflüssig und wird zudem noch oft gering geschätzt. Gerade in der Arbeit mit behinderten Menschen wird oft abfällig davon gesprochen, dass in dieser oder jener Einrichtung *nur Pflege* angeboten würde. Nur Pflege – aus Sicht von Pädagogik und Therapie bedeutet das, dass ein Mensch auf seinem derzeitigen Kranken-, Behinderten-, inkompetenten Stand festgehalten und keine weitere Entwicklung zugelassen wird.

Dies ist eine seltsame Sichtweise, betrachtet man ernsthaft das Selbstverständnis der einen Schwester, der Pflege.

Denn: Pädagogik und Pflege sind notwendige Voraussetzungen für die Entstehung von Selbstständigkeit.

Bitte notieren Sie hier einige Schritte auf diesem Weg zur Selbstständigkeit, sei es beim kleinen Kind oder einem Patienten!

Die dritte Schwester, die Therapie, kann hinzukommen, wenn schwerwiegende, umfangreiche, hemmende Funktionsstörungen bei einem Menschen von Geburt an die Entwicklung beeinträchtigen oder durch Krankheit und Behinderung eine solche Entwicklungsbeeinträchtigung einzutreten droht. Therapeutische Arbeit kann der Pflege und der Pädagogik helfen, ihren Auftrag zu erfüllen.

Pflege und Pädagogik streben Veränderungen von Zuständen an. Sie sind zukunftsorientiert, obwohl gerade die Pflege lange Zeit als ein Beruf gesehen wurde, der sich ganz auf das Hier und Jetzt bezieht: Hier ist Not, hier ist Krankheit, hier ist Schmerz, hier ist Hilflosigkeit, da muss etwas getan werden. Wir sehen, dass pflegerisches Bemühen immer auch in die Zukunft gerichtet ist.

Bitte notieren Sie aus Ihrer Arbeit zukunftsorientierte Aspekte der Pflege!

Tatsächlich handelt es sich sowohl bei der Therapie als auch im gleichen Maße bei der Pflege um das Einleiten von Lernprozessen. Bei der Pädagogik ist dies offensichtlich: Lernen und Erziehen, Lernen und Bildung. Lernen und Pädagogik werden immer als Einheit gesehen. Aber auch die Pflege und die Therapie setzen auf die Lernfähigkeit des Patienten (vgl. Kapitel „Bettgeschichten“, S. 52–54).

Bei welchen pflegerischen Aktivitäten sind Sie besonders auf die Lernfähigkeit des Patienten angewiesen?

Der Neuropädiater Hans Schlack weist darauf hin, dass es in der traditionellen Medizin etwas gibt, das er „linear-kausales Therapieverständnis der kurativen Medizin" nennt. Er beschreibt das so:

Zuerst werden **Symptome** beobachtet. Diese Symptome führen dazu, dass eine **Diagnose** gestellt wird. Aus dieser Diagnose folgt im idealen Fall geradlinig die **Therapie** und aus dieser wiederum die **Heilung**.

Linear-kausal soll bedeuten, dass der jeweils nächste Schritt zwangsläufig auf den ersten folgt, dass der erste immer die Ursache für den zweiten und die weiteren ist. Diese linear-kausale Sichtweise haben sich häufig genug die Pflege, die Therapie und auch die Pädagogik zu eigen gemacht. Die Pädagogik, insbesondere die so genannte Frühförderung, glaubte lange Zeit, wenn sie früh und differenziert Entwicklungsdefizite erkennt, dann kann sie daraus eine intensive und methodisch richtige Behandlung ableiten. Wird diese Behandlung systematisch und konsequent durchgeführt, normalisiert sich die Entwicklung.

In der pädagogischen Wissenschaft nennen wir dies eine defizit-orientierte Sichtweise, weil der Hauptblick nicht auf den Patienten, auf den behinderten Menschen und seine offenen Möglichkeiten geht, sondern das Interesse ausschließlich den Defiziten, den Funktionsstörungen, den Symptomen gilt.

Das Konzept der Basalen Stimulation setzt demgegenüber eine so genannte ganzheitliche Sichtweise. Wir können nicht davon ausgehen, dass wir *gesund machen* können, wir können niemanden *heilen*, genauso wenig, wie wir jemanden zu einem intelligenten, guten oder tüchtigen Menschen durch Erziehung werden lassen. Es besteht immer ein Prozess zwischen den Menschen – ein Geschehen, das von Anlagen, den Umweltbedingungen, den Begegnungen zwischen Menschen, den Interessen, Motiven und nicht zuletzt von der sozialen und ökonomischen Lage bestimmt wird.

Anstelle von *Gesundmachen*, von *Erziehen* und ähnlichen *Macher-Begriffen* stellen wir im Konzept der Basalen Stimulation die Entwicklungsförderung. Menschen entwickeln sich während ihres ganzen Lebens bis hin zum Tode. Sie entwickeln sich auch, wenn sie Demenz haben, die Orientierung verlieren und auch, wenn sie die letzten Phasen ihres Lebens durchlaufen. Entwicklung ist beim ganz kleinen Kind natürlich besonders dynamisch und gut sichtbar, aber sie findet immer statt. Entwicklung verlangt Angebote inhaltlicher Art. Der Mensch benötigt passende Herausforderungen, er ist darauf angewiesen, dass zur rechten Zeit interessantes, spannendes, forderndes und förderndes Material bereitsteht. Material, das zu seiner derzeitigen Entwicklung passt. Dabei braucht er Begleitung, er braucht Erwachsene, ggf. Fachleute, so genannte Bezugspersonen, die ihm auch in krisenhaften Entwicklungen zur Seite stehen. Menschen benötigen aber immer auch Sicherung, denn wir sind in jeder Lebensphase gefährdet. Solche Gefahren bestehen einerseits an sich, durch die Welt, in der wir leben. Andererseits durch unsere nicht so gut entwickelten Fähigkeiten, durch fehlende Informationen und natürlich vor allem durch gesundheitliche Risiken.

Die Person steht bei dieser Betrachtungsweise im Mittelpunkt. Die Symptome sind lediglich Äußerungen und Äußerlichkeiten des Menschen, der sich in einer krisenhaften Entwicklungsphase befindet. Hinter jedem Symptom steht ein Mensch; Symptome gibt es nicht losgelöst vom Menschen. Damit können sich Pflege, Therapie und Pädagogik nicht auf bestimmte Symptome alleine beziehen, denn das würde sie in die Irre führen. Es geht immer um den Menschen, der diese Symptome entwickelt hat. Darüber hinaus gilt es zu bedenken, dass auch ein sehr schwer erkrankter Mensch nicht nur aus Krankheitssymptomen besteht. Vielmehr hat er nach wie vor viele *gesunde* Persönlichkeitsanteile, auf die wir uns stützen können. Gerade über sie, die gesunden Anteile, erreichen wir den Patienten, können mit ihm kooperieren.

Das Konzept der Basalen Stimulation hat in vielen Jahren herausgearbeitet, dass gerade diese gesunden Anteile vielfältiger sind, als man zunächst annehmen wollte. Auch die vitalen Äußerungen eines Menschen und seine somatische, das heißt die körperliche Ansprechbarkeit, sind solche Anteile, mit denen Pflege, Therapie und auch Pädagogik arbeiten können.

Stellen Sie sich einen schwer kranken, scheinbar nicht ansprechbaren Menschen vor und listen Sie seine gesunden Anteile auf!

Therapie, Pflege und Pädagogik arbeiten auf der Basis von Beziehung.

Alles, was die drei Schwestern tun können, ist, mit Menschen zu arbeiten. Sie können nur mit dem ganzen Menschen arbeiten, erst dann wird ihre Arbeit gewisse Erfolge zeigen. Arbeit mit Menschen ist immer Arbeit über Beziehung. Wir sprechen umgangssprachlich von *Beziehungen*, wenn wir Verbindungen zu Menschen besitzen – insbesondere zu Menschen mit Einfluss, die für uns vielleicht etwas tun können. So schlecht ist diese Sichtweise gar nicht, denn es geht immer darum, dass wir mit anderen Menschen in Verbindung treten, diese Verbindung aufrechterhalten und sie nutzen. Im Falle von Pflege, Therapie und Pädagogik nun allerdings nicht, um einen bestimmten Vorteil zu erreichen, sondern um für diesen Menschen weitere Entwicklung zu ermöglichen.

Therapie, Pflege und Pädagogik arbeiten mit Berührung und Kommunikation.

Im Gegensatz zu vielen anderen Berufen haben wir die Möglichkeit, in einen unmittelbaren Kontakt mit Menschen zu treten. Mit kleinen Kindern wird überall auf der Welt so gearbeitet, man beschränkt sich nicht nur auf einen sprachlichen oder gar auf einen schriftlichen Kontakt, sondern jedes gemeinsame Handeln ist auch mit Berührung, Körperkontakt und Nähe verbunden. Am Anfang, beim ganz kleinen Kind, geht dies sogar ineinander über, die Kommunikation ist Berührung, in der Berührung wird kommuniziert. Streicheln, Festhalten, Hochnehmen, Liebkosen, all dies sind Berührungen und gleichzeitig Kommunikation.

Notieren Sie kurz Pflegesituationen, in denen Sie im Wesentlichen über die Berührung kommunizieren!

Therapie, Pflege und Pädagogik bemühen sich um einen förderlichen Umgang mit Menschen. Wir wissen, dass wir Menschen nicht gesundmachen können. Es liegt nicht in unserer Hand, ob ein Mensch gesund wird, es liegt allerdings wohl in unserer Hand, ob er die Chancen bekommt, um gesund zu werden. Der förderliche Umgang mit Menschen schafft eine Atmosphäre, in der Gesundheit besser möglich wird. Wir können durch unseren Umgang Kräfte mobilisieren, die es dem Patienten erlauben, Akteur seiner eigenen Entwicklung zu werden. Kranke Menschen müssen sich aus der Krise neu organisieren, um wieder gesund zu werden. Wir als Fachleute können ihm dabei durch den förderlichen Umgang Angebote machen, Begleitung bereitstellen und Sicherheit geben.

Dieser förderliche Umgang kann auch als ein heilsamer Umgang bezeichnet werden: *Heilsam* macht nicht heil, schafft aber Voraussetzungen dafür, dass jemand Heilung erlangen kann, d.h. gesund wird, seinen schwierigen Gesundheitszustand stabilisiert. Insofern können wir sagen, die drei Schwestern, einschließlich der Pädagogik, gehören unter einem bestimmten Blickwinkel, zu den Heilberufen. Sollten wir die Medizin als vierte Schwester in die Familie aufnehmen?

Versuchen Sie stichwortartig Argumente zu finden, warum ärztliches Handeln ebenfalls in diese Sichtweise mit einbezogen werden kann!

Es gilt aber auch zu bedenken, dass die drei Schwestern auf die Menschen, mit denen sie arbeiten, ungünstige Einflüsse ausüben können. Dies wäre das Gegenteil des heilsamen Umgangs. Es scheint wichtig, sich dieses Risiko noch einmal vor Augen zu führen: Therapeuten, Pflegende und Pädagogen haben die Möglichkeit:

- Menschen von sich abhängig zu machen,
- Macht auszuüben,
- Arrogant zu sein,
- Hilflosigkeit auszunutzen,
- „Alles besser zu wissen".

Geben Sie zu jedem dieser Punkte ein Beispiel, das Sie schon erlebt haben!

Mit dem Konzept der Basalen Stimulation wird versucht, die interdisziplinäre Gemeinsamkeit von Berufen, die mit kranken und behinderten Menschen arbeiten, deutlicher zu machen. Auf der Basis einer einmal erkannten Gemeinsamkeit lässt es sich sehr viel besser zusammenarbeiten. Diese Zusammenarbeit kommt den Betroffenen, behinderten Menschen, Patienten und Bewohnern zugute. Zusammenarbeit bedeutet eine Abkehr vom Nebeneinander und/oder Nacheinander. Es ist vielmehr ein Miteinander, welches Menschen die Möglichkeit bietet, dann Orientierung zu finden, wenn sie durch ihre Behinderung oder Krankheit darin sehr eingeschränkt sind.

Zusammenfassung

Was haben also Therapie, Pflege und Pädagogik miteinander zu tun, wie sind sie miteinander verwandt? Sie sind alle entstanden aus der Sorge um den Menschen, sie arbeiten über Beziehung, Kommunikation und meist auch durch Berührung mit Menschen. Sie verfolgen einzeln und gemeinsam das Ziel, die Autonomie des Menschen zu ermöglichen, seine Selbstständigkeit zu fördern und die Entscheidungsfähigkeit zu respektieren.

Ein weiteres gemeinsames Ziel ist die Förderung und Stärkung der Selbstpflegekompetenz von Menschen. Die Pädagogik hat darüber hinaus zweifellos noch weitere Ziele, auch Pflege und Therapie beanspruchen jeweils noch andere eigene Schwerpunkte. Ihr *Familieninteresse* jedoch liegt zweifellos im Bereich der Selbstpflegekompetenz kranker, behinderter, alter, aber auch ganz junger Menschen.

Kranke und behinderte Menschen benötigen die drei Schwestern mit ihrer Fachkompetenz und ihrem unmittelbaren, praktischen Helfen. Sie sind unverzichtbare Berufe - der kranke oder behinderte Mensch braucht pflegende, therapierende und fördernde Menschen in seinem Alltag.

Daraus lässt sich ableiten, dass die drei Schwestern, wie kaum jemand anderes, Dienstleistungsberufe darstellen. Sie sind für andere Menschen da, um ihnen in ihrer Entwicklung *dienlich* zu sein. Das Konzept der Basalen Stimulation gibt den drei Schwestern professionelle Strukturen, Inhalte und Anregungen, wie diese dienende Funktion ausgestaltet werden kann. Es ist ein wesentliches Anliegen dieses Konzepts, für ein ausgeprägtes Maß an Menschlichkeit zu sorgen.

Unsere drei Schwestern werden sich bestimmt immer wieder einmal zanken. Es wird Missverständnisse geben, die eine wird sich den anderen überlegen fühlen. Dann kommen andererseits Zeiten, in denen eine der Schwestern glaubt, die anderen würden auf sie herabschauen und geringschätzen.

Jede dieser Schwestern hat ihre individuellen besonderen Fähigkeiten, die unverzichtbar sind. Jede hat ihre eigenen Kompetenzen, die die anderen nicht haben. Sie haben aber schon eine Menge voneinander gelernt, haben sich vieles voneinander abgesehen und können so bessere Arbeit leisten.

Wir wissen nicht, welches die ältere, welches die jüngere oder die mittlere Schwester ist. Wir wissen aber, dass diese drei Schwestern den Menschen von seinem Anfang bis zu seinem Ende begleiten, dass jeder Mensch sie braucht. Dies gilt für den Einzelnen, wie auch für die gesamte Menschheit. Wir arbeiten in Berufen, die zutiefst menschlich sind, daraus ergeben sich Verpflichtungen!

Es kommt noch ein Gedanke hinzu. In verschiedenen Ländern habe ich Ärzte kennen gelernt, die sich intensiv mit dem Konzept Basale Stimulation befasst haben und viele Elemente in ihre eigene diagnostische und therapeutische Arbeit integriert haben. Insbesondere im direkten Kontakt mit kleinen und großen Kindern, aber auch mit alten Menschen haben sie erfahren, dass bestimmte Elemente primärer Kommunikation und der Berührung hilfreich sein können. Mir scheint, es wird bald an der Zeit sein, die Medizin zumindest als Cousine im Kreis der Schwestern willkommen zu heißen. Gerade jüngere Ärztinnen und Ärzte vermitteln mir den Eindruck, dass sie sich nicht mehr als „Halbgötter in Weiss“ sehen, sondern einfach als Kolleginnen und Kollegen.

Arbeitsblatt: Der Fröhlich-Effekt

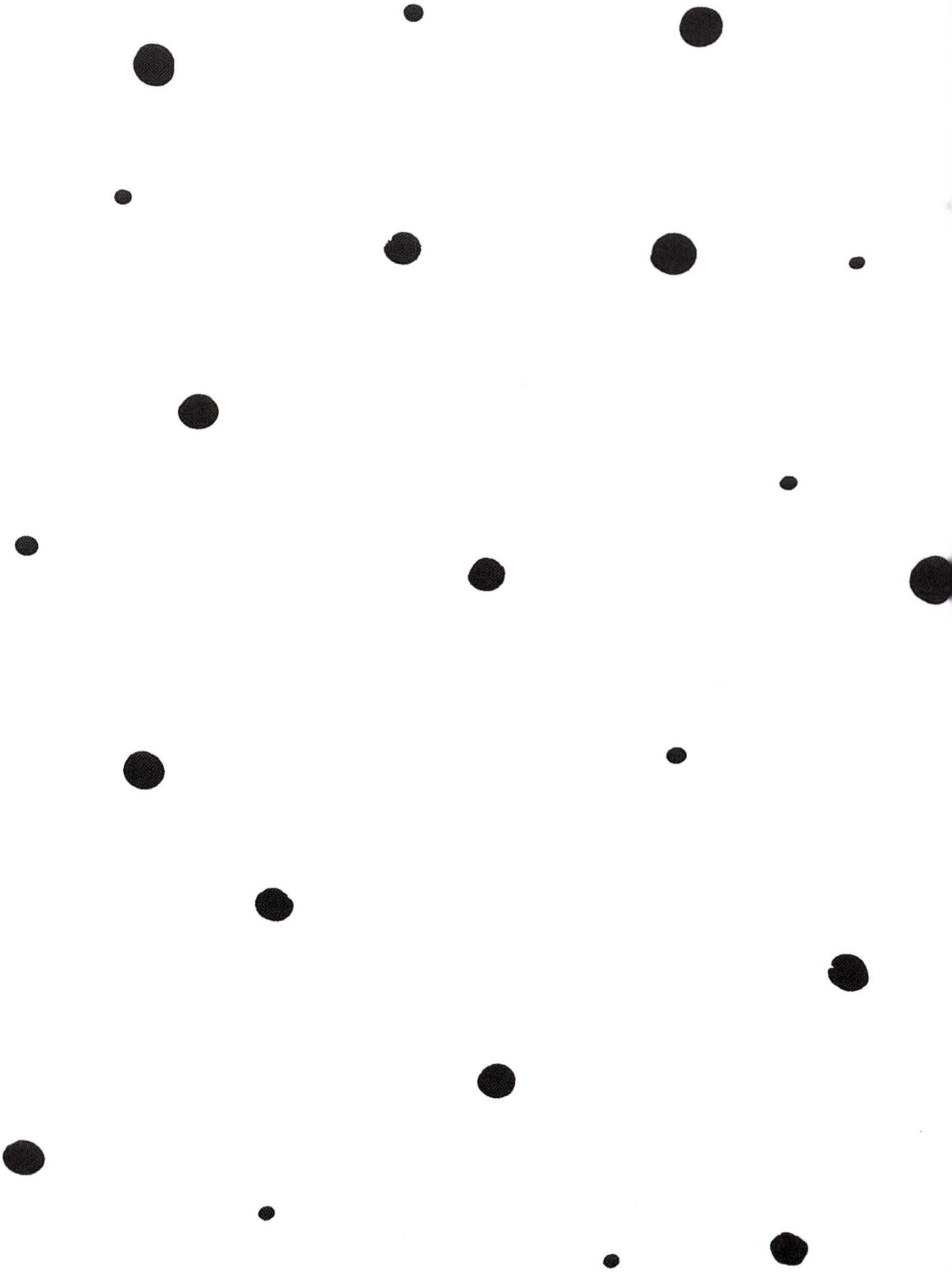

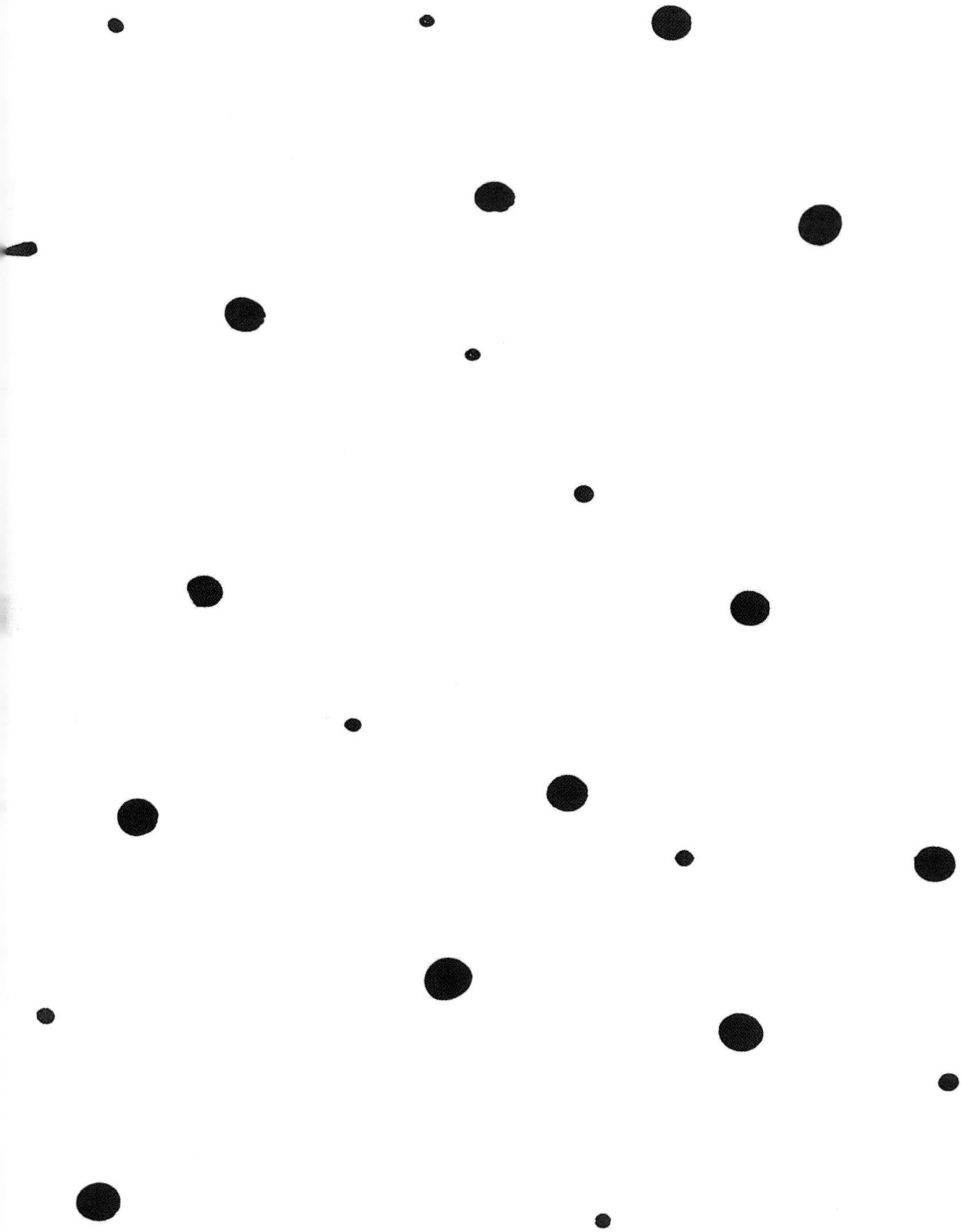

Literaturverzeichnis

Anzieu, D. (1992): **Das Haut-Ich.** Frankfurt: Suhrkamp.

Bienstein, C., Fröhlich, A. (2016): **Basale Stimulation in der Pflege. Die Grundlagen.** Bern: Hogrefe

Bienstein, C., Fröhlich, A. (1994): **Bewusstlos.** Düsseldorf: Verlag selbstbestimmtes Leben.

Buchholz, T., Gebel-Schürenberg, A. (2009): **Begegnungen. Basale Stimulation in der Pflege. Ausgesuchte Fallbeispiele,** 2. Aufl. Bern: Huber.

Buchholz, T., Schürenberg, A. (2013): **Basale Stimulation® in der Pflege alter Menschen. Anregungen zur Lebensbegleitung.** 3. Aufl. Bern: Huber.

Condrau, G., Schipperges, H. (1993): **Unsere Haut.** Zürich: Kreuz.

Fowler, S. (2014). Sensorische Stimulation. Praxishandbuch für Pflegende, Ergotherapeuten, Heil- und Sonderpädagogen. Bern: Huber.

Fröhlich, A. (2015): **Basale Stimulation – ein Konzept für die Arbeit mit schwer beeinträchtigten Menschen** Düsseldorf: Verlag selbstbestimmtes Leben.

Fröhlich, A., Haupt, U., Bienstein, C. (Hrsg.) (1997): **Fördern – Pflegen – Begleiten.** Düsseldorf: Verlag selbstbestimmtes Leben.

Fröhlich, A., Simon, A. (2004): **Gemeinsamkeiten entdecken – Mit schwerbehinderten Kindern kommunizieren.** Düsseldorf: : Verlag selbstbestimmtes Leben.

Hatz-Casparis, M., Roth-Sigrist, M. (2012). **Basale Stimulation in der Akutpflege.** Bern: Huber.

Kostrzewa, S., Kutzner, M. (2013): **Was wir noch tun können. Basale Stimulation in der Sterbebegleitung.** 5. Auflage. Bern: Huber.

Laubenstein, D., Kamers, W., Heinen, N. (Hrsg.) (2006): **Basale Stimulation – kritisch-konstruktiv.** Düsseldorf: Verlag selbstbestimmtes Leben.

Mathys, R., Straub J. (2010). **Spastizität** Pflegerische Interventionen aus der Sicht der Basalen Stimulation und der Ortho-Bionomy. Bern: Huber.

Münstermann, U. (2009): **Basale Stimulation in der Kinderkrankenpflege. DVD.** München: Elsevier.

Nydahl, P., Bartoszek, G. (2012): **Basale Stimulation. Neue Wege in der Pflege Schwerstkranker.** München: Elsevier.

Schewior-Popp, S., Sitzmann, F., Ullrich, L.: **Thiemes Pflege.** 9. Auflage. Stuttgart 2009

Tavalaro, J. Tayson, R. (2006): **Bis auf den Grund des Ozeans.** Freiburg: Herder.

Todorow, S. (1978): **Hirntrauma und Erlebnis.** Bern: Huber

Uexküll, Th. von, Fuchs, M. (1994): **Subjektive Anatomie.** Stuttgart: Schattauer.

Werner, B. (2002): **Konzeptanalyse – Basale Stimulation.** 2. Aufl. Bern: Huber.

Sachwortverzeichnis